Fabiola Limardo

LA RESPIRACIÓN BUCAL
desde una visión física, anímica y espiritual

FABIOLA LIMARDO
ODONTÓLOGA

LA RESPIRACIÓN BUCAL

DESDE UNA VISIÓN FÍSICA, ANÍMICA Y ESPIRITUAL

DIAGNÓSTICO

EDITORIAL ANTROPOSOFICA

La publicación de las fotografías de
Facundo Montón y Marina Blanco Boloña, de las páginas 46 y 47,
ha sido autorizada por sus respectivos padres.

Limardo, Fabiola
La respiración bucal. - 1a ed. - Villa Adelina : Antroposófica, 2008.
105 p. ; 21x14 cm.

ISBN 978-987-1368-49-5

1. Medicina. I. Título
CDD 610

Hecho el depósito que marca la ley 11.723

Editorial Antroposófica
El Indio 1837
(1607) Villa Adelina
Buenos Aires, Argentina
Tel/Fax 4710-4598
E-mail: info@antroposofica.com.ar
www.antroposofica.com.ar

Agradecimientos

A Guillermo y Michelle, mis dos grandes amores.
A Celia, por confiar en mí.
A Roberto y Amalia, por su apoyo incondicional.
A mis padres y hermanos, por su apoyo incondicional.
A mi amiga Mariana.
A Ignacio y Michaela,
y a todos los seres que me han impulsado espiritualmente.

INDICE GENERAL

1. INTRODUCCIÓN 13

2. PRIMERA PARTE 15
Relaciones entre la Respiración y la Postura

3. SEGUNDA PARTE 53
Respiración y Postura desde la Ciencia Espiritual

4. SÍNTESIS 95

5. CONCLUSIÓN 101

6. ANEXO 103

PROLOGO

En los últimos años el tema de la Respiración Bucal está siendo abordado de un modo cada vez más integral e interdisciplinario en la ciencia académica por odontólogos, médicos, fonoaudiólogos, kinesiólogos, etc.

El objetivo de este trabajo es ampliar estos conceptos desde una visión que abarque cuestiones profundas del paciente, como son los aspectos psíquico (anímico) e individual (espiritual), en el diagnóstico de la Respiración Bucal.

Se considera oportuno aclarar al lector algunas cuestiones para una mejor comprensión de este trabajo:

- El enfoque del mismo es acerca de aspectos DIAGNÓSTICOS de la Respiración Bucal (no Terapéuticos).

- Se trata de una síntesis del contenido de las tesis presentadas y aprobadas por la autora en el ámbito universitario para la obtención de la especialidad de Ortodoncia (Primera Parte del libro), y en el ámbito antroposófico (Segunda Parte) también para la especialización.

- Comprende una recopilación bibliográfica de diferentes autores (académicos y de orientación antroposófica)

Al final de la misma, encontrará una Síntesis y Conclusiones efectuadas por la autora a partir de la conjunción entre la experiencia profesional y los aportes teóricos.

PRIMERA PARTE

RELACIONES ENTRE LA RESPIRACIÓN BUCAL Y LA POSTURA

1. INTRODUCCIÓN

El presente trabajo trata acerca de la Respiración Bucal, y más precisamente de lo que se ha dado en llamar Síndrome del Respirador Bucal.

Las modificaciones de la respiración hacia un modo bucal originarán una infinidad de consecuencias en el organismo, tanto a nivel regional como general; pero también a partir de tales modificaciones, existirán connotaciones en lo anímico- espiritual del individuo, que serán aquí comentadas a partir del estudio de cada signo que integra el complejo Síndrome del Respirador Bucal.

Por lo tanto este trabajo consta de dos partes:

1. La **Primera Parte** expone el estudio de la Respiración Bucal desde un aspecto académico (fisico-orgánico), y en su relación con la Postura.

2. La **Segunda Parte** amplía dicho trabajo desde la Ciencia Espiritual llamada Antroposofía, y en ella se intenta acercar al lector una visión del tema desde un aspecto anímico espiritual, estudiando desde esta óptica los signos puntuales que en el Respirador Bucal se encuentran alterados, y además configurándolo al mismo como un arquetipo.

PRIMERA PARTE

RELACIONES ENTRE LA RE SPIRACIÓN Y LA POSTURA

INDICE

2.1. Respiración 17

2.1.1. Insuficiencia Respiratoria 18

2.1.1.a. Causas de la Insuficiencia Respiratoria .. 19

2.1.1.b. Consecuencias Orgánicas de la Insuficiencia Respiratoria 19

2.1.2. Síndrome del Respirador Bucal 22

2.2. Actitud Postural 25

2.2.1. El Modelo Postural 25

2.2.2. Relaciones entre la Posición Mandibular y la Postura 30

2.2.3. Respiración, Digestión y Postura 34

2.3. Relaciones entre la Respiración Bucal y la Postura 39

2.4. Fotografías 47

2.5. Bibliografía 49

2.1. RESPIRACIÓN

El órgano bucal[1]*, la entrada principal al organismo, tiene participación decisiva en el metabolismo, porque en él comienzan dos funciones esenciales: respiración y digestión.*

En este estudio[2] *se dará especial importancia a la función respiratoria porque consideramos que está en la base de todas las alteraciones neuromusculares que inciden en la salud general del individuo.*

La RESPIRACIÓN[3] es una función vital que comprende el conjunto de procesos fundamentales que aseguran al organismo el aporte de oxígeno, la eliminación de anhídrido carbónico y la ventilación.

Estos procesos conducen a la liberación de energía necesaria para el crecimiento, desarrollo, maduración del organismo infantil y juvenil, y para la actividad del individuo adulto.

La respiración, en sentido estricto, se refiere al aporte de anhídrido carbónico a las células.

Para que la respiración sea normal, todo debe realizarse adecuadamente y en tanto que la patología altera o modifica algunos de estos pasos todo cambia, manteniéndose una homeostasis adecuada, siempre y cuando los mecanismos compensatorios corrijan el cambio.

El primer tramo de la respiración se hace en la nariz y la vía aérea alta, fauces y laringotráquea. El aire atmosférico tiene una temperatura y humedad variables y además es portador de partículas en suspensión. La naturaleza nos ha provisto de una serie de sistemas que adecúan el aire que entra a las necesidades de no agresión al sistema.

La naríz es el órgano preparado para la respiración. Tiene un conducto de entrada pequeño, uno de salida más amplio, que junto con la configuración de los cornetes y un epitelio tan especial permiten la fisiología nasal. (fig. 1)

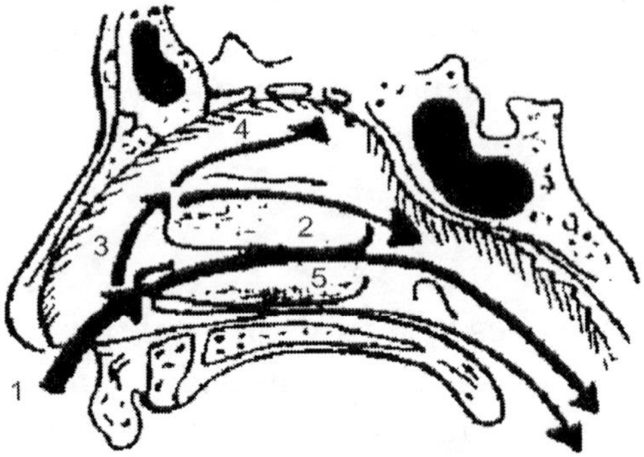

Aerodinamia Endonasal. 1. aire inspirado; 2. corriente respiratoria principal que pasa por el meato medio; 3. corriente respiratoria secundaria, que al chocar con la cabeza del cornete medio, se divide en dos corrientes accesorias: una olfativa (4) y otra que pasa por el meato superior; 5. corriente respiratoria secundaria que atraviesa el meato inferior. (Ruggeri, 1976)

Figura 1

2.1.1. Insuficiencia Respiratoria

Según Vacher[2] el síndrome de insuficiencia respiratoria nasal es el estado en que se encuentra un individuo, que, en reposo no alcanza a recibir en sus pulmones, exclusivamente por vía nasal, la cantidad de aire para una correcta hematosis.

Esta insuficiencia puede ser **temporaria** o **permanente**. La última es la que más nos interesa por los efectos que puede causar en el organismo.

El estado general y el desarrollo orgánico pueden verse afectados y, la intensidad de las repercusiones guarda relación directa con el **tiempo e intensidad** de la insuficiencia.

2.1.1.A. Causas de la Insuficiencia respiratoria

1) Orgánicas:

Alérgica: pura, bacteriana, mixta.

No alérgica: malformaciones nasales, insuficiencia alar, atresia de coanas, malformaciones septales, hipertrofias linfoideas, amígdala faríngea, amígdala palatina, malformaciones maxilares, tumores, pólipos.

2) Funcionales[2]:

Habiendo solucionado el problema orgánico, tienen el hábito de la respiración bucal.

Las rinusopatías se manifiestan por hipertrofia reversible de los cornetes. Pueden ser inflamatorias o no inflamatorias.

2.1.1.B. Consecuencias orgánicas de la Insuficiencia Respiratoria

La RESPIRACIÓN BUCAL[2] no es más que un signo de un SÍNDROME más general que es el INSUFICIENTE RESPIRATORIO.

Este síndrome tiene repercusión en el organismo desde el punto de vista general, regional y local.

Consecuencias Generales

A nivel pulmonar: hipoxia e hipercapnia, vasoconstricción del pulmón, circulación pulmonar retardada.

A nivel circulatorio: descompensación cardíaca. Trastornos funcionales[5]: palpitaciones, soplos, eretismo cardíaco y variaciones de la tensión arterial. En la sangre: anemia, hipoglobulinemia y ligera leucocitosis.

A nivel de los conjuntos funcionales metabólico y hormonal[2]: musculatura hipotónica, procesos condrogénicos, alteración en la oesteogénesis.

A nivel digestivo: cohabitación en la cavidad oral de las funciones masticatoria y respiratoria, lo que lleva a alteraciones dispépticas, caracterizadas por digestión lenta, inapetencia, somnoliencia, pirosis y vómito. El estómago[6] parece ptosarse y deformarse por falta de tonismo general, circunstancia a veces agravada por la aerofagia frecuente en estos pacientes.

A nivel del sistema nervioso central[2]: la hipercapnia y la hipoxia pueden provocar vasodilatación cerebral, trastornos neurológicos. Guye[6] lo describió como aprosexia, ritmo lento de todos los procesos cerebrales, especialmente ideación y razonamiento, supuestamente debido a una menor oxigenación tisular.

A nivel somático[2]: actitud postural alterada. Ampliaremos a continuación.

Consecuencias Regionales

Disminución del tercio medio de la cara.

Hiperdivergencia facial.

A nivel nasal: aglutinación de mucus, otitis crónica, sinusitis, inflamación secundaria de amígdalas palatinas, rinolias, hipoanosmia, anosmia.

A nivel oral: labios resquebrajados, hiperemia e hipertrofia gingival y elevada incidencia de caries por variación del ecosistema oral.

En este trabajo ampliaremos y profundizaremos sobre las consecuencias de la respiración bucal a nivel del sistema estomatognático y en su interrelación con las modificaciones del sistema postural.

2.1.2. Síndrome del Respirador Bucal

Respiración bucal es la respiración que el individuo efectúa a través de la boca, en lugar de hacerlo por la naríz.

El mal hábito respiratorio[5], (bucal o mixto), particularmente frecuente en la infancia, ocasiona serias modificaciones anatomo funcionales, que mencionaremos en forma resumida.

El aire frío, seco, impuro no es preparado para su recepción pulmonar. Los mecanismos de depuración tráqueo-bronquio-pulmonares se ven solicitados en forma permanente, claudicando progresivamente, por lo cual surgen tos, catarros e hiperplasia del sistema secretor; pudiendo llegar a la presencia de bronquitis-asma.

El desarrollo de su tórax se modifica y si en una primera etapa los vértices pulmonares son angostos y piramidales, se transforman en globulosos, adquiriéndose el llamado tórax piriforme.

La actividad de los músculos respiratorios[3] cambia, hay hipertonía de algunos, como el esternoicleidomastoideo, escalenos, etc., e hipotonía en otros, lo que hace que la forma y disposición del esqueleto cambie. El dorso se hace plano o redondo, las costillas se van horizontalizando, la actitud del niño es de cansancio y derrumbe. Si bien no hay una verdadera insuficiencia respiratoria, la reserva funcional está disminuida y es común el cansancio y la disnea ante esfuerzos.

En lo que se refiere a la vía aérea superior[5], se presenta la "patología por falta de uso". La fosa nasal se estrecha, el paladar se profundiza, las cavidades neumáticas de la cara son hipotróficas y pequeñas; las secreciones no se evaporan y tienen un drenaje incompleto; los gérmenes habituales pululan en ese medio suculento y apto, ocasionando infecciones reiteradas.

Existe un engrosamiento de la mucosa, que estrecha aún más ese espacio y obstruye las comunicaciones con los senos paranasales. Aparecen rinitis, sinusitis, todo el sistema linfoepitelial, amigdalar y del anillo de Waldeyer al ser estimulado se hipertrofia, se establece una relación constante y los fenómenos inmunoalérgicos llevan de a poco a la sensibilización, y al desarrollo de poliposis, catarro descendente, bronquitis y asma.

La interferencia nasofaríngea adenoidea[4], puede ser tal que ocupa todo el cavum o nasofarinx, provocando no sólo insuficiencia respiratoria nasal total, sino alteraciones en la ventilación del conducto o trompa de Eustaquio, que comunica fosas nasales y oído medio.

La fisonomía del niño adquiere la peculiar "**fascie adenoidea**", caracterizada por: cara larga y delgada[5], boca entreabierta, labio superior fino, inferior evertido, nariz angosta, escasa prominencia malar, surco nasogeniano marcado, paladar profundo, dientes mal implantados, incisivos superiores protruídos por el empuje de los labios sin oposición labial; expresión de asombro o estupidez, característica de la hematosis insuficiente.

La insuficiencia respiratoria nasal obliga al niño a la respiración bucal[4]. Para ello debe mantener constantemente la boca entreabierta, y la lengua para no interferir con el pasaje de aire se ubica en una posición descendida. La apertura bucal aumenta la presión de la musculatura del buccinador sobre los sectores dentarios premolares y molares superiores; como resultado habrá un estrechamiento o atresia maxilar y avance o protrusión de los incisivos superiores.

Este desplazamiento sagital de los maxilares, no solo lleva los molares a una relación de clase II de Angle, sino que genera una ruptura del contacto dentario anterior normal. Se exagera el resalte dentario (overjet, fig.2).

Esto último a su vez produce que los incisivos y caninos se extruyan, hasta concluir contactando con la mucosa palatina. Se altera la fonación.

Otra resultante es la ruptura del equilibrio muscular anterior. El contacto labial normal se ve imposibilitado por la protrusión superior y la retrusión inferior. Solo se conseguirá por medio de una exagerada contracción muscular evidente en los orbiculares, borla y cuadrado de la barba.

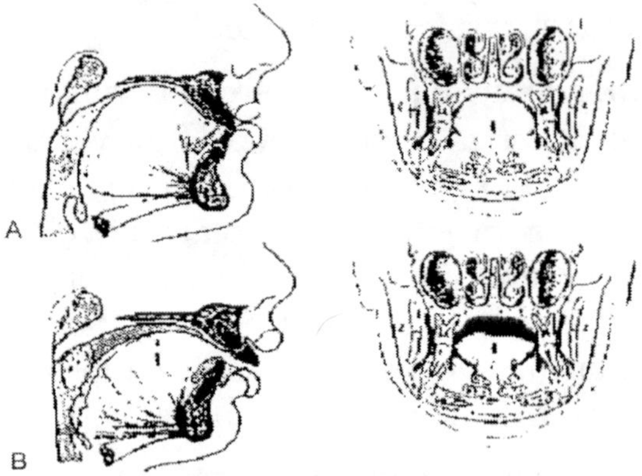

A. Respirador normal - B. Respirador Bucal (Monti-Graber)

Figura 2

En el macizo máxilo-facial[6] los diámetros verticales predominan sobre los horizontales, ocasionando el paladar ojival con la consiguiente atresia maxilar y disminución de los diámetros del piso de fosas nasales. Existe entonces una disminución del volumen de las cavidades nasales, bucales y faríngeas y que ésta presupone una dificultad al pasaje normal del aire por la vía nasal.

2.2 ACTITUD POSTURAL

La actitud postural[9] representa el conjunto de posturas que adoptan todas las articulaciones del cuerpo en un momento determinado, y el alineamiento postural estático se define en relación a la posición de diversas articulaciones y segmentos corporales. También puede referirse al equilibrio muscular.

2.2.1. EL MODELO POSTURAL

Es necesaria la existencia de un estándar o modelo en el estudio del alineamiento postural. El alineamiento esquelético ideal utilizado como modelo es compatible con los principios científicos, implica un mínimo de tensión y deformación y conduce al logro de la máxima eficiencia del cuerpo.

En el **modelo postural** la columna representa una serie de curvaturas normales y los huesos de las extremidades inferiores se encuentran alineados, de forma que el peso del cuerpo se reparta adecuadamente. La posición "neutral" de la pelvis conduce a un alineamiento correcto del abdomen y del tronco, junto al de las extremidades posteriores. El tórax y región superior de la espalda se sitúan en una posición que favorece el funcionamiento de los órganos respiratorios. La cabeza se encuentra erguida en una posición de equilibrio que minimiza la tensión de la musculatura cervical.

La intersección de los planos corporales intermedios sagital y coronal representa una línea análoga al **eje de gravedad.** En torno a esta línea el cuerpo se halla hipotéticamente en posición de equilibrio. Esta posición implica la distribución equilibrada del peso y la estabilidad en cada articulación.

Cuando se observa una postura erecta se utilizan **líneas de plomada** para representar los ejes de referencia. Una línea de plomada es una cuerda en cuyo extremo se sujeta una plomada para que se mantenga absolutamente vertical (que sirva de referencia para medir las posibles desviaciones). El punto donde se encuentra suspendida la plomada debe ser un **punto fijo de referencia.** Este deberá situarse en la base donde los pies apoyan el suelo.

La posición erecta debe referirse al conjunto del alineamiento corporal del individuo observado desde cuatro posiciones: **frente, espalda, lado derecho y lado izquierdo**. Comprende la posición y el alineamiento de la mayoría de las articulaciones y regiones del cuerpo.

La postura modelo se representa mediante dibujos lineales y fotografías.

Desde antes del nacimiento[10], el individuo tiene una postura doblada ventralmente. Según Schwartz, la mandíbula antes del nacimiento adopta tres posturas diferentes: distorrelación, luego mesiorrelación y antes del nacimiento, distorrelación. Pero sabemos que puede adoptar otras posturas mandibulares y esto es un buen ejemplo de cómo la mandíbula es una compensador del equilibrio del cuerpo.

Observamos que el niño pasa de la postura ventral a la postura erguida en el término de un año.

Las curvaturas normales de la columna[9] comienzan con una curva convexa hacia delante a nivel cervical (*lordosis cervical*), continuando con una curva convexa hacia atrás en la región superior de la espalda (*cifosis dorsal*) y, por último una curva convexa hacia delante en la región inferior de la espalda (*lordosis lumbar*). Cuando la curvatura lumbar es normal, la pelvis se encuentra en posición neutral.

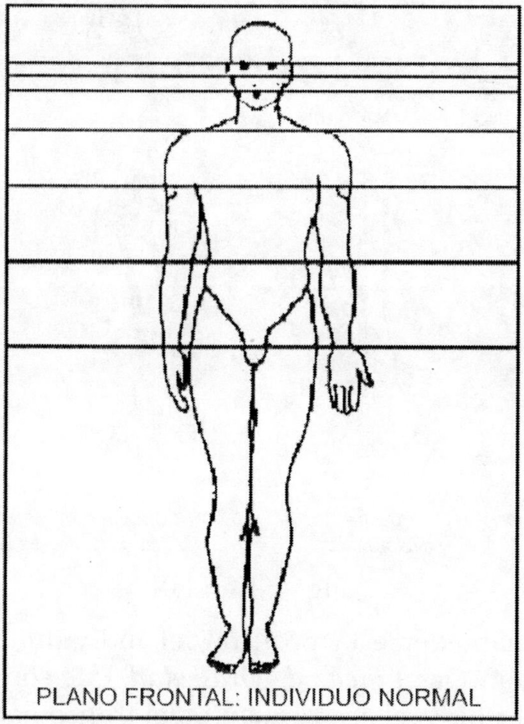

Figura 3: Bricot

Examen postural

Un examen postural[11] comprende la observación del paciente de pie, relajado, encontrando su posición habitual.

En el **plano Frontal** la cabeza está recta, existe paralelismo entre Plano bipupilar, Plano ótico, Plano oclusal, y una relación horizontal de las clavículas (fig.3).

En el **plano Sagital** se establece una *relación vertical del malar con manubrio del esternón y una distancia de 6 cm entre columna cervical y la tangente a la columna torácica.*

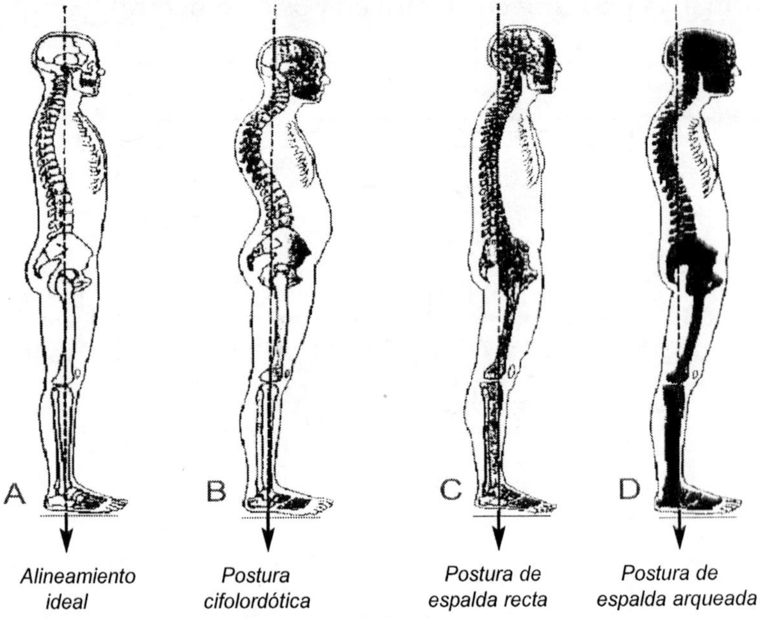

Fig. 4: Kendall

Para mantener esta posición, el individuo posee elementos como las ***Líneas de Gravedad***, que son líneas rectas que permiten el acercamiento del tronco hacia la tierra y su posterior enderezamiento.

En el **plano Frontal** la línea nace en Vertex, pasa por mentón, pubis, y termina perpendicular al piso, entre los pies.

En el **plano Sagital** la línea se origina en Vertex, conducto auditivo externo (C.A.E), tercio anterior del foramen mágnum y tubérculo anterior del atlas; por delante de la cuarta vértebra dorsal (D4), parte posterior de la cuarta y quinta vértebra lumbar (L4-L5), gran troquer, rodilla, cara anterior de tibia, y articulación tibio-tarsiana (fig. 4).

Piernas[9]. En el alineamiento ideal, las caderas se encuentran en rotación neutral, las rótulas dirigidas hacia adelante. El eje de la articulación de la rodilla se encuentra en el plano coronal y la flexión y extensión ocurren en el plano sagital. Los pies aparecen correctamente alineados (fig. 5).

Pies. En el modelo postural estándar, los pies se colocan con los talones separados unos 8 cm y las puntas separadas en forma que el ángulo que forman los pies sea de unos 8-10º respecto a la línea media de cada lado, resultando un total de 20º o algo inferior.

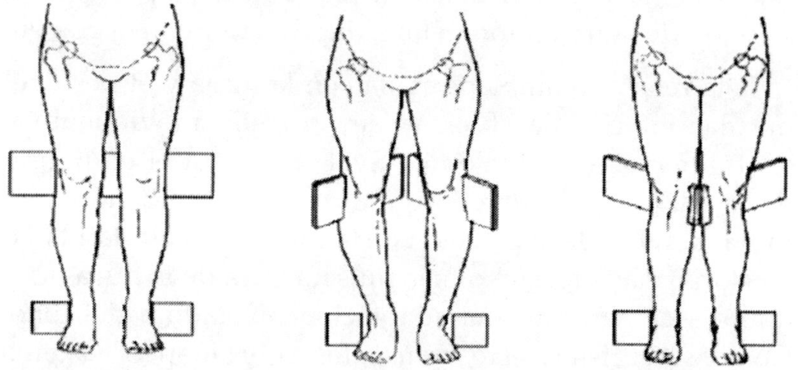

ALINEAMIENTO IDEAL

En el alineamiento ideal, las caderas se encuentran en rotación neutral, como puede evidenciarse por la posición de las rótulas, dirigidas completamente hacia adelante. El eje de la articulación de la rodilla se encuentra en el plano coronal y la flexión y extensión ocurren en el plano sagital. Los pies aparecen correctamente alineados.

VARO POSTURAL
O PIERNAS ARQUEADAS

Esta postura es consecuencia de una combinación de rotación medial de los fémures, pronación de los pies e hiperextesión de las rodillas. Cuando los fémures rotan medialmente, el eje de movimiento de la flexión y extensión es oblicuo respecto al plano coronal. Como consecuencia de este eje, la hiperextensión se produce en dirección posterolateral, dando lugar a una separación a la altura de las rodillas y a un arqueamiento aparente de las piernas.

RODILLAS EN VALGO

Esta postura se origina como resultado de una combinación de rotación lateral de los fémures, supinación de los pies e hiperextensión de las rodillas. Debido a la rotación lateral, el eje de la articulación de la rodilla se sitúa oblicuo respecto al plano coronal, por lo que la hiperextensión dará lugar a una aducción a nivel de las rodillas.

Figura 5: Kendall

2.2.2. Relaciones entre la posición mandibular y la postura

La seguridad de la postura[13] erguida responde, a la musculatura de la postura y del movimiento ortopédicamente dirigido y controlado por los órganos del equilibrio. Los socios de este juego de equilibrio responsables de la posición de la cabeza, que está sintonizado con valencias minuciosamente repartidas, son por un lado el neuro y el viscero cráneo y por el otro lado la masa y el tono de la musculatura de la nuca.

Además de la parte de la cabeza ubicada en posición ventral con respecto al cráneo y sistema respiratorio, en este sistema también tiene un papel muy importante la relación de la ubicación del maxilar inferior con el cráneo.

Esta relación también regula con la masa y el peso del maxilar inferior, las fuerzas de posición, movimiento y contrafuerzas de tracción equivalentes para el equilibrio de la cabeza. Es por ello que a cada modificación del movimiento y de la posición de la cabeza en su totalidad o en el maxilar inferior solo, la musculatura de la nuca tiene que reaccionar con una adaptación niveladora del tono. Como sinergistas, estos músculos coordinan el sistema hacia una unidad funcional orgánica. Ambos dominios de esta unidad, con todos los tejidos sustanciales y estructurales y los factores energéticos, solo se puede comprender como parte de un sistema asociado a un todo que es complejo, difícil de desenlazar.

En su trabajo, Mollier (1929), describe que del movimiento de apertura de la boca no solo participa el maxilar inferior, sino también el cráneo y la columna vertebral.

Esto significa, que en estas tres regiones se debe prestar especial atención a la función de todos los músculos que las sostienen y mueven, incluyendo a las correspondientes articulaciones, vasos, nervios, ganglios, etc.

La postura equilibrada de la cabeza, además del estado de las relaciones asociadas en el ámbito de las articulaciones de la cabeza, también depende del mismo modo de las partes de la masa y del peso del cráneo facial a equilibrar en vértebras cervicales, de sus relaciones de proporción y de las modificaciones o bien combinación de estos factores.

Es por ello que se hacen más comprensibles los procedimientos al confrontar ejemplos totalmente opuestos. Una cabeza redonda (braquicéfalo con una circunferencia longitudinal corta) con una articulación de cabeza bien ubicada, es decir bien centrada en el plano sagital, se puede equilibrar en las curvaturas de la columna con menos masa muscular como contrapeso y esfuerzo en la vertical, que un cráneo longitudinal con peso hacia la parte dorsal (dolicocéfalo con diámetro longitudinal aumentado), que además tiene una articulación de cabeza ubicada desfavorablemente con respecto a la ubicación del equilibrio.

De este modo, en este sistema, la forma de todo cráneo, como la relación de ubicación de su centro de gravedad, tiene un papel importante en cuanto a las curvaturas de la columna a apoyar.

Cuanto más esté desplazado hacia adelante (rostral) –como en el caso de la progenie caracterizada por la acromegalia, tanto más se exige a la masa, peso y tono de la musculatura de la nuca.

Lo opuesto sucede con las condiciones de una cara de pájaro caracterizada por una microgenia. En este caso el centro de gravedad craneal está ubicado dorsalmente, de modo que la musculatura de la nuca se exige menos como socio del contrapeso y contratracción. Por lo tanto también está menos tonificado.

Las fuerzas de tracción de la musculatura de la nuca comienzan en el occipucio y en las curvaturas de la columna. La musculatura de un niño todavía está desarrollada insuficientemente y tiene baja tonificación. A causa del cráneo demasiado grande en relación con toda la cabeza, ésta tiende hacia una postura con retroflexión.

Contrariamente a ello, en el ser adulto, la cabeza se flexiona hacia delante.

Recién en el transcurso del desarrollo, crecimiento y madurez, puede lograrse la configuración definitiva de las curvaturas de la columna. Es el resultado de la musculatura que actúa en forma activa y reactiva en las funciones de movimiento y sostén.

Un maxilar inferior adelantado obliga a una hipertonificación de la estructura del Atlas dorsal necesaria para la contratracción y de toda la musculatura de la nuca que inserta en las apófisis espinosas (Ligamentuchae). Esa es la causa de la columna verticalmente erguida en el caso de la mesiorrelación.

Las condiciones son contrarias en la microgenia cuando se encuentra en la posición distal el maxilar inferior. Los *M. Rectus capitis* anterior y *M. longus colli* que insertan centralmente la curvatura de la columna, configuran entre otras cosas los músculos del hueso hioides de la lengua, la lordosis de la curvatura de la columna.

Las clases II[14] se caracterizan por presentar retrusión mandíbular , y se relacionan con una posición de la cabeza y de los hombros hacia adelante (fig. 6).

Las clases III son representadas por prognatismo mandibular, con una posición baja de lengua y el macizo cefálico hacia atrás (fig. 6).

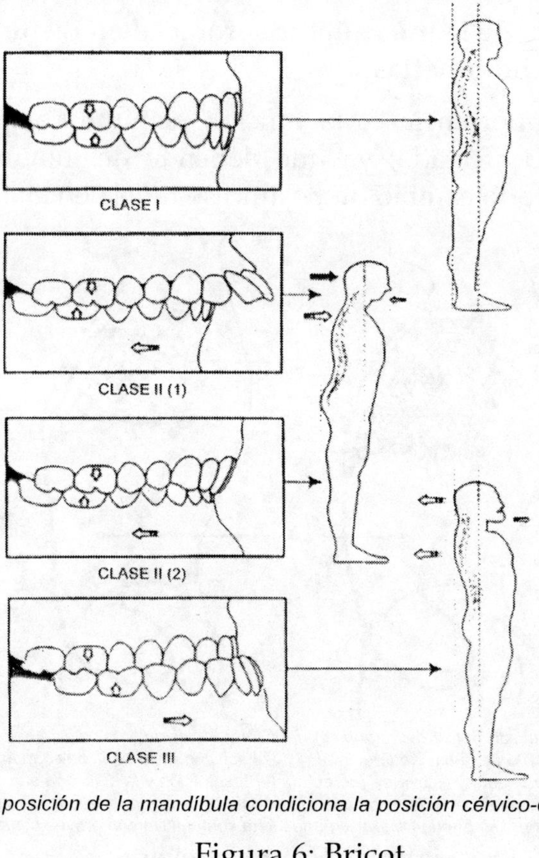

La posición de la mandíbula condiciona la posición cérvico-escapular

Figura 6: Bricot

2.2.3. Respiración, digestión y postura

Respiración y digestión[1] son los pilares del metabolismo y dependientes uno del otro, y porque están tan unidos hay una "pelea de las partes del organismo", cuando por ejemplo, cumpliendo sus funciones cada órgano, como diafragma y tracto digestivo, se disputan el espacio en el abdomen.

Kinesiología de la musculatura orofacial en respiradores atípicos y enteropatías

De tal importancia es la función respiratoria que casi siempre está afectada; ya que depende de movimientos mecánicos, todo cambio de postura se refleja en ella.

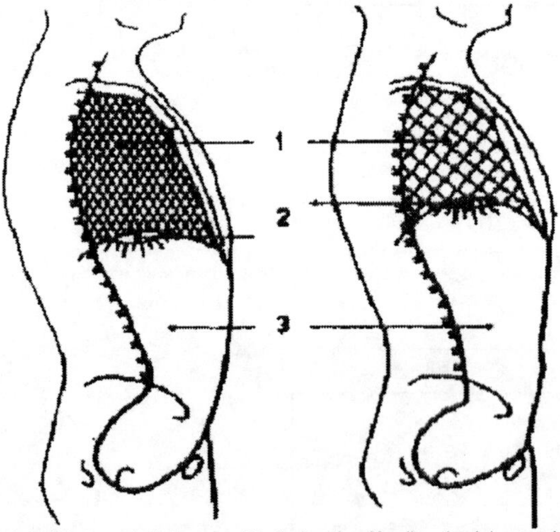

El mecanismo producido por el diafragma (2) de inspiración (izquierda) y expiración (derecha) lleva al agrandamiento de la cavidad pectoral (1) y al achicamiento de la cavidad abdominal (3, izquierda) respectivamente y viceversa (derecha). La respiración y la digestión son socios, pero contrariamente a lo que sucede aquí con una mala postura, como ser estrechamiento de la cavidad pectoral o abdominal, pueden entrar en una lucha competitiva con graves consecuencias.

Figura 7: Schmiedecker

Pero el pecho da suficiente volumen cuando se está erecto, cuando se está sentado torcido, al inspirar se dan dos factores contrarios, el descenso del diafragma hacia el espacio abdominal y la erección del pecho. Esto se compensa con fuerzas en dos sitios. Se va al trabajo respiratorio de abajo hacia arriba.

El tórax aplastado adelante y abajo sólo se puede ensanchar y elevar atrás y arriba. Para esto se ponen en funcionamiento los músculos elevadores torácicos craneales (fig. 8).

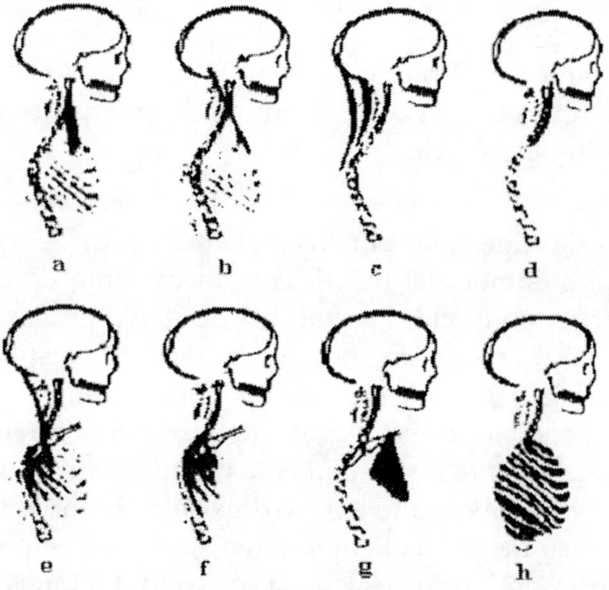

a. escaleno b. esternocleidomastoideo c. de la nuca d. prevertebral e. serrato anterior y cinta del trapecio f. serrato anterior y cinta romboidal g. pectoral mayor h. intercostales que en gran parte cuelgan de la cabeza y columna cervical para sostener la cintura escapular

Para ayudar a una respiración abdominal dificultada, entra en acción la respiración pectoral no fisiológica. Los músculos que entran en juego aquí se reclutan de los erguidores del tórax. En gran parte "cuelgan" de la cabeza y del cuello y llevan el trapecio.

Figura 8: V. Treuenfels

En determinadas malas posturas actúan estos músculos con reservada respiración costodiafragmática o sea pertenecen a la musculatura auxiliar de la respiración de pecho.

Este mecanismo de la respiración torácica alta lleva acoplada casi siempre respiración bucal. Si le pedimos a un paciente de estos una inspiración fuerte, aparecen las hipertonías de los músculos esternocleidomastoideos y músculo elevador escapular.

En posición de reposo relajada se ve la hipertonía del trapecio y escaleno.

Pero aparte del mecanismo de la respiración es igualmente importante la digestión para el intercambio metabólico y función de los músculos.

Si partimos de una respiración bucal, empieza mal el proceso de digestión, por insuficiente fuerza de apertura (enzimas y simbiosis) insuficiente mecanismo de defensa (bactericida y virucida) y cantidad de saliva. Además existen caries, parodontopatías, disgnasias con insuficiencia masticatoria y pereza masticatoria por costumbre. Acá no se puede encontrar una adecuada predigestión con un total desmenuzamiento de los alimentos y suficiente saliva para que se forme el bolo alimenticio digerible. Importante, pero en este caso mencionado al margen, son costumbres, tiempo, criterios individuales y de la sociedad. En niños y jóvenes no hay una digestión correcta. Si empieza mal este procedimiento, la digestión no es completa sino solo en la periferia del bolo alimenticio porque, o no lo masticó suficientemente, o poca saliva, o pocos movimientos peristálticos, o poca secreción de jugos gástricos.

La pereza peristáltica tiene como típico acompañante al *respirador bucal,* porque en el respirador de pecho, el diafragma no hace sus excursiones que favorezcan la digestión. Las partes internas del bolo alimenticio que no tuvieron contacto con las secreciones del estómago e intestino están expuestos a los procesos de descomposición dañinos de la flora intestinal. Estos fermentan y pudren y forman toxinas y gases que llevan a inflamaciones de la mucosa, pereza y aparentes parálisis de la musculatura lisa del intestino. Los venenos que no son eliminados por el intestino pasan a aumentar las toxinas en sangre. Por el aparato circulatorio va a otros órganos y músculos y lleva a la pereza de movimientos. De esto no se salvan los músculos respiratorios de modo que disminuya la toma de oxígeno. Por más nutritivo que sea el alimento no puede pasar al intercambio celular si falta oxígeno en sangre.

El procedimiento respiratorio tiene un impedimento por causas mecánicas como cambios de peso, forma, lugar, espacio y tono del volumen intestinal. Eso trae como consecuencia disbacteriemias con dispepsias de fermentación con formación de gases acumulación de masa, expansión, aumento de peso y caída de determinados tramos del intestino y por pereza intestinal obliga a una expansión de espacio para el abdomen. Según cada reacción y constitución (músculos fuertes o débiles) se toma una postura compensatoria en cadera, abdomen, pecho, cuello o maxilares. Este mecanismo de compensación impide que varios órganos con vital importancia sean influenciados mecánicamente, y también funciones esenciales como la hemodinamia (por ej. ayudar al reflujo venoso y al vaciamiento de la linfa en pecho y abdomen) y la respiración.

En la enfermedad intestinal, compiten respiración y digestión alternativamente aumentando pecho y abdomen.

En las **posturas de "arranque"** (Fig. 9-a) o de partida del que tiene musculatura débil, los intestinos inflamados que necesitan espacio, hacen como *compensación el estiramiento de la columna lumbar hacia atrás y de la cervical hacia delante cosa que favorece la apertura de la boca por la tensión del cuello hacia ventral.*

En la **postura de "pato"** (Fig. 9-b) por el contrario se trata generalmente de mujeres con musculatura fuerte en las cuales por causa intestinal la postura es: hiperlordosis de la columna lumbar y por consiguiente cadera hacia adelante y abajo. *Respiración bucal* es acá un síntoma seguro porque la compensación no se logra por completo con la cadera hacia abajo con el aumento de espacio en el abdomen por la digestión y entonces el diafragma queda alto y dificulta la inspiración.

Esto explica la importancia de las alteraciones respiratorias y digestivas con el desequilibrio de las fuerzas musculares sobre maxilares, cara, cuello, nuca y hombros.

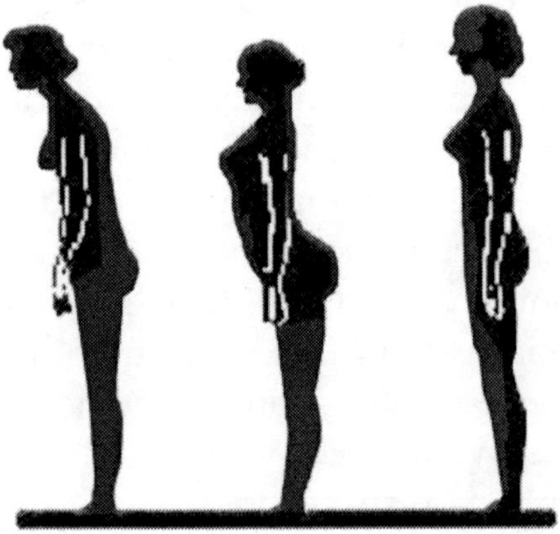

Las posturas "arremetida" (a) y "de pato" (b) según Mayr, en contraposición con la "postura normal" (c) tampoco son raras en una práctica de OM. Mientras que la enfermedad intestinal con debilidad muscular lleva a una postura corporal totalmente estirada e inclinada hacia adelante (a), con musculaturas fuertes se ven especialmente inclinaciones pélvicas e hiperlordosis de LWS (b). Un cuello demasiado largo (a) o demasiado corto (b) en determinados casos puede faborecer el proceso de formación de disfunciones orofaciales y anomalías maxilares.

Figura 9: Rauch

2.3. RELACIONES ENTRE LA RESPIRACIÓN BUCAL Y LA POSTURA

Kendall[9] afirma que, de los más de 20 músculos respiratorios principales y accesorios, la mayoría de ellos posee una función postural. Solo el diafragma e intercostales anteriores se consideran exclusivamente respiratorios.

La capacidad respiratoria óptima se obtiene mediante una postura de equilibrio óptimo muscular. Este equilibrio incrementa la eficiencia en términos de gasto energético.

Y agrega que las alteraciones respiratorias pueden ser consecuencia de diversos procesos obstructivos y restrictivos y por alteraciones esqueléticas

En la posición adelantada de cabeza, como sucede en la respiración bucal, los extensores del cuello se mantienen en posición de acortamiento, desarrollando gran potencia, pudiendo producirse un acortamiento compensatorio de dichos músculos. Los flexores vertebrales cervicales anteriores se encuentran en posición elongada, y en las pruebas de potencia suelen presentar debilidad o atrofia.

El autor **E. Von Treuenfels**[1] refiere que todo cambio de postura se reflejará en la respiración.

Para que exista un normal funcionamiento respiratorio es necesaria la postura erecta del individuo, de lo contrario existirán compensaciones. En la respiración de pecho veremos la actuación de la musculatura auxiliar de la respiración (fig. 10).

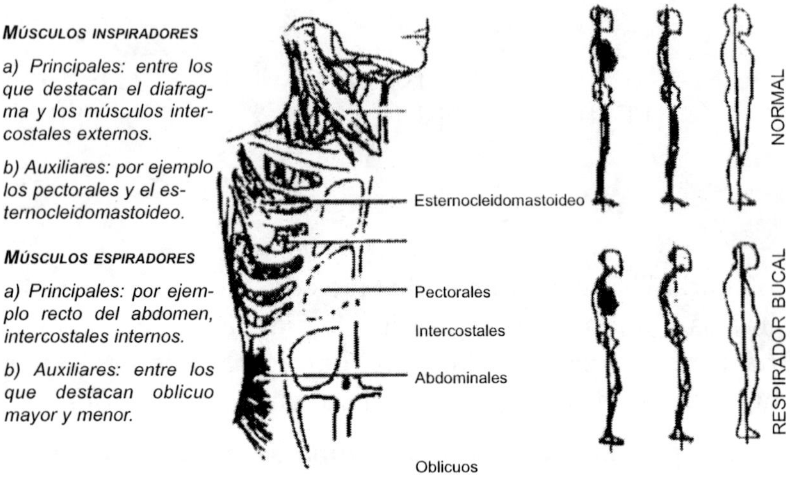

Figura 10: Cauvi-Miraschi-Corvalán

La respiración bucal deforma no solo al tórax por un refuerzo y cambio de lugar craneal de la columna (cifosis) sino también al cuello, que se acorta y cuyo tramo de la columna se compensa con tendencia a la lordosis. Esto se produce por el tironeamiento de los músculos del cuello y nuca, por eso se da la anteroversión del cuello y la retroflexión de la cabeza.

Esta postura cuello cabeza es típica de los respiradores bucales porque favorece por un lado el pasaje de aire por la orofaringe y por el otro lado pueden mantener la boca abierta por el estiramiento ventral de los tejidos blandos del cuello. De este modo por respiración y mala postura no solo se llega a disgnasias masivas de la región-cuello-nuca-hombros, sino también a desequilibrios del tono muscular en maxilares y cara.

Bahneman: *El cambio postural*[15] *en anteversión, la irritación intestinal, la compensación torácica, la respiración bucal, la inflamación linfática y la distoclusión son distintos* *eslabones de un mismo circuito holístico del* ***Síndrome Gnato vertebral.***

Según Tenembaum[4], el respirador bucal utiliza principalmente la musculatura secundaria, con poca movilidad del diafragma y poca separación intercostal. *La deformación del respirador bucal consiste en una anteposición cervical que exagera dicha curvatura; un aumento de la curvatura dorsal en sentido opuesto, que encorva la espalda y hace prominencia de omóplatos, a la vez que los hombros se proyectan adelante y el pecho se hunde. Estas alteraciones de la columna cervical y dorsal se compensan con una exagerada curva lumbar que crea una prominencia abdominal.*

Las extremidades inferiores ya no son paralelas, sino que tienden a juntarse a nivel de las rodillas en forma de X. Como compensación última, el mayor peso que recae sobre la parte interna de cada pie aplana el arco plantar normal (pie plano, fig.11).

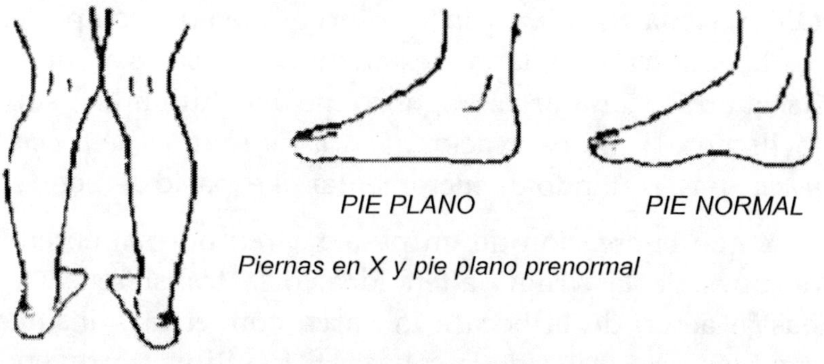

Figura 11: Cauvi-Miraschi-Corvalán

Schwartz[12] sugirió que los niños con tejidos hipertróficos en la nasofaringe "pronto cambian a la respiración por la boca" y, luego, inconscientemente mantendrán la cabeza extendida y hacia arriba (Fig. 12), especialmente durante el sueño. El cambio resultante en la posición de la mandíbula podría afectar al patrón de erupción final de la dentición en desarrollo. *La extensión de la cabeza en el niño respirador bucal* implica descenso de la mandíbula y pérdida de contacto de la lengua contra la bóveda palatina, descendiendo ésta al piso de boca, lo que es un factor etiológico de mala oclusión dentaria debida a la compresión del maxilar superior.

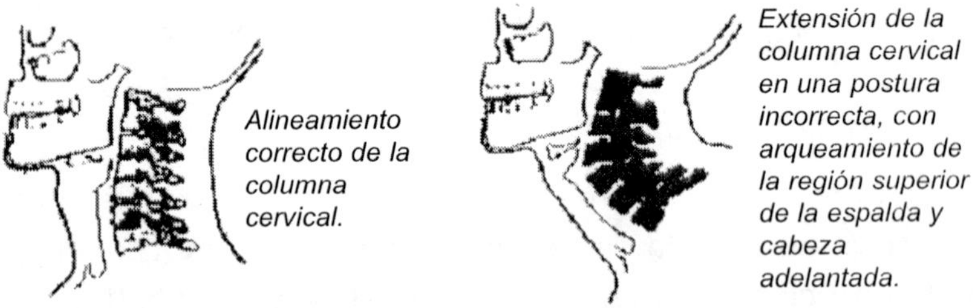

Fig. 12: Kendall

Ricketts[8] en su descripción del ***"Síndrome de Obstrucción Respiratoria"*** observó que en estos pacientes la condición de la fascies adenoideas (cabeza volcada hacia atrás, cara larga, angosta, mejillas hundidas) surge fácilmente a la observación. *La cabeza se extiende o vuelca hacia atrás*, tratando de incrementar el espacio aéreo.

Y que la creación de un pasaje aéreo normal en ellos, después de la cirugía adenoidea, o la transferencia del pasaje aéreo de la boca a la nariz, comienza a insinuar cambios posturales de la cabeza. Esta última, intruyendo el maxilar superior, sería llevada ahora hacia abajo, sobre la lengua.

Robatto[2] asegura que la posición del macizo hiomandíbulolingual es indisociable del equilibrio cefálico. Mantener la cabeza sobre la columna vertebral exige también a la mandíbula mantener una postura determinada. Si durante los períodos de crecimiento surgen obstáculos en las vías respiratorias, comienza una serie de adaptaciones musculares que se inician en alteraciones de la actitud postural. El sinergismo muscular se altera para mantener el equilibrio del individuo. *Ante la respiración paradojal los músculos de la columna cervical se contraen con un mayor gasto de energía. Los músculos supra e infra hioideos también van a estar alterados en su sinergismo. Frente a la insuficiencia respiratoria , se pone en funcionamiento la actividad motora que regula la postura de todo el complejo del macizo hiomandibulolingual.*

Solow y Kreiborg[7] con su "hipótesis del estiramiento de los tejidos blandos", describen una cadena de factores cuyos eslabones serían: obstrucción de las vías aéreas a nivel nasofaríngeo, cambios a nivel neuromuscular, *cambios posturales con hiperextensión de la cabeza y estiramiento de los tejidos blandos consecuencia de este cambio postural.* Este estiramiento origina fuerzas diferenciales que a su vez producen cambios a nivel del esqueleto facial que aumentarían la obstrucción de las vías aéreas, con lo que se cierra el círculo multilocal.

Según **Lewit**[15], los niños respiradores bucales pueden presentar dolor de cabeza debido a una tensión aumentada sobre la arteria vertebral y basilar. Como signo clave de estos casos se *presenta la respiración bucal y postura anterior de la cabeza y el cuello.* La respiración bucal sería una consecuencia del cuadro, debido a que el aire tiene menos obstáculos a vencer si entra por la boca.

También existiría en este cuadro irritación e inflamación intestinal con una modificación proporcional de la cavidad abdominal en relación con la cavidad torácica. *Debido a la irritación aumenta el volumen de la cavidad abdominal y la caja torácica solamente es capaz de conservarlo mediante la anteversión o posición "echada hacia delante" del cuello y la cabeza, con lo cual se compensa.*

Ferreira, Gonzalez y Scheppens[10] destacan en la R.B. la participación de los músculos accesorios de la respiración. Los mismos, al realizar una respiración torácica alta, se hipertrofian y producen la deformación del tejido óseo donde se insertan, acortando el cuello. Veremos en el niño: *cuello corto, hiperlordosis cervical, escápulas aladas, hiperlordosis lumbar y Plano de Camper no paralelo al piso.*

Existen otros mecanismos compensadores en la R.B: el primero es *adelantar la cabeza*. El segundo es el descenso de la mandíbula, la misma será un compensador del equilibrio postural de la cabeza y ésta de todo el cuerpo.

Brodie[15] esquematizó el antagonismo funcional entre la musculatura del cuello, lateral, de la zona cervical y de la masticación. Las partes óseas relacionadas a través de estos músculos son el cráneo, el maxilar inferior, el hioides, la columna vertebral e incluso la zona del hombro (clavícula). Si se modifica la posición de cualquier parte (posición de la cabeza), se modificará el tono muscular y el equilibrio de cada una de las partes nombradas.

Balters observó que la corrección de una disgnasia estaba acompañada por un levantamiento de la columna cervical notablemente encorvada y, hasta con el enderezamiento de la posición general acompañada por todas las modificaciones psicosomáticas positivas.

Gutman: El atlas se localiza a la altura del plano oclusal en cercana vecindad con la ATM (articulación temporomandibular). Cuando la cabeza se encuentra en una postura incorrecta, esto es, *la posición de la cabeza en anteversión, el tubérculo posterior del atlas se acercaría considerablemente a la base craneana.*

Knese[1] revisó kinesiológicamente y determinó que hay una recíproca influencia entre los músculos masticatorios y de la nuca y que, por ejemplo, los músculos de la nuca intervienen en los movimientos de la mandíbula. Los músculos de la región maxilofacial como los que sostienen la cabeza están subordinados a la parte superior de la columna cervical. Ya que su recorrido de movimiento, depende de un centro en común, manejado y coordinado, hay que verlo como una *unidad funcional.*

2.4. FOTOGRAFÍAS

Pac: F. M

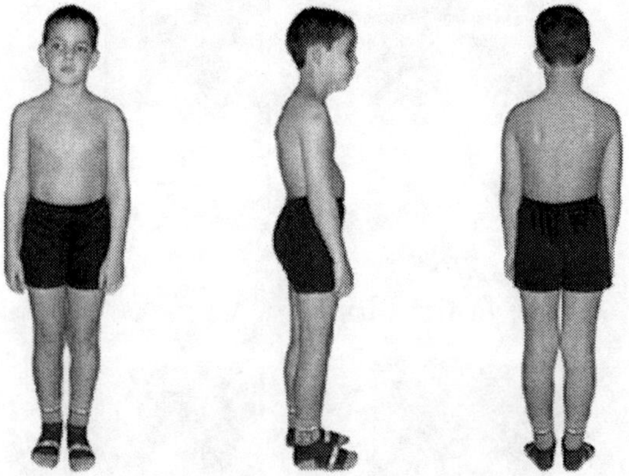

Pac: M.BB

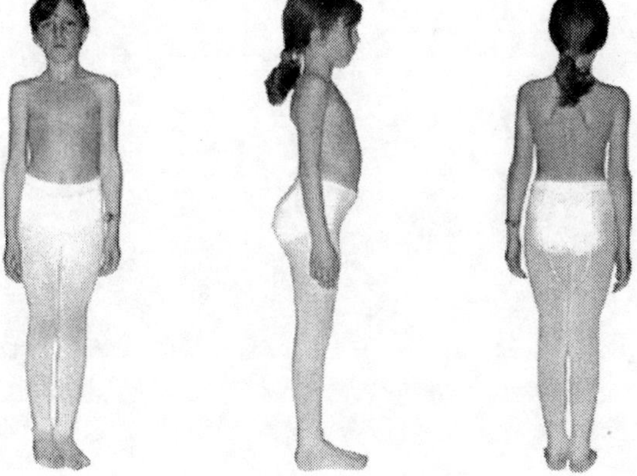

Pac: M.B.

a) Fotos iniciales

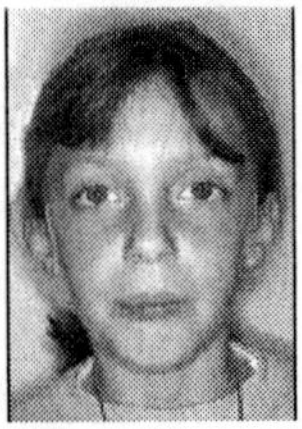

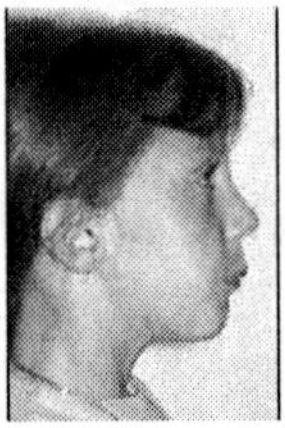

b) Fotos Finales

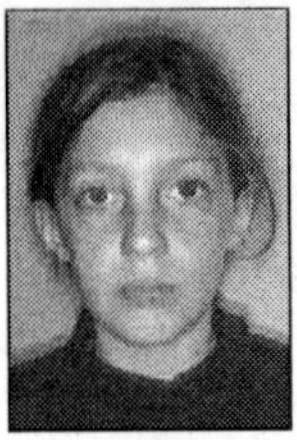

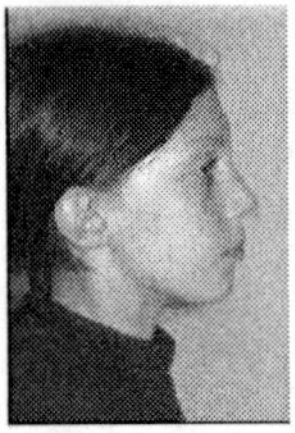

2.5. BIBLIOGRAFÍA

- **1. Von Treuenfels, E.** "Ortopedia maxilar y Síndrome gnato-vertebral".

- **2. Robatto, A.M.** "Estudio de la función respiratoria en la etiopatogenia de las disgnasias" Revista de la AAOFM. Vol 27-N° 73-74.

- **3. Loianno, Roberto.** Rev. AAOFM. Vol.21-N° 61-62. Jul 1987-Jun1988.

- **4. Tenembaum, M.** "Ortodoncia: Fundamentos y técnicas". Interamericana. Buenos Aires.

- **5. Garvich, V.** "Ortodoncia y Respiración Bucal: La disyunción Intermaxilar." 1995.

- **6. Segré, B del Intento, E. G.** "El problema de la respiración bucal en las rinitis alérgicas y su corrección por el método de Macary". Revista de la AAOFM.

- **7. Proffit, W.** "Ortodoncia- Mosby-Doyma Libros. 10989.

- **8. Ricketts, R**.M. Respiratory Obstruction Syndrome. A.M. Orthodontics. 1984.

- **9. Kendall H.-O.Kendall F., Wadsworth G._E.** "Muscles testing and function". Ed. Williams and Wilkins. Baltimore, 1971.

- **10. Gonzalez, Scheppens.** "Reflexiones sobre Respiración, Postura y Disgnasia". Revista de la AAOFM. Vol 31-N° 1

- **11. Rocabado, M.** "Biomechanichal Relationship of the cranial cervical and hyoid regions. J. Cranio- Mandibular. Prac. 13, 62, 66.1983.

- **12. Rocabado, M.** "Cabeza y Cuello. Tratamiento Articular" Intermédica.

- **13. Bahneman, F.** "La Terapia Bionator como tratamiento en daños posturales juveniles". Revista de la AAOFM.Vol. 29-N° 77/78.

- **14. Bricot, B.** "Posturología". Editorial Icone. Francia.

- **15. Von Treuenfels, H.** Das Gnato-Vertebral Syndrom: BZM, N°4, 1987.

- **16. Rocabado, M.** "Relaciones biomecánicas de las regiones craneales, cervicales e hioideas". Revista de la S.A.O. Vol. 58- N°15.

SEGUNDA PARTE

RESPIRACIÓN Y POSTURA DESDE LA CIENCIA ESPIRITUAL

INDICE

3.1. Introducciòn a la segunda parte 53

3.2. Respiración 55

3.3. La postura erguida 59

3.4. La alimentación y el habla 63

3.5. Nariz y pulmones 65

3.6 La lengua 69

3.7. Los labios 71

3.8. Dientes y maxilares 75

3.9. El temperamento melancólico 85

3.10. El sueño y el neurasténico 89

3.11. Bibliografía 91

3.1. INTRODUCCIÓN A LA SEGUNDA PARTE

En la primera parte de este trabajo, se desarrolló el tema de la respiración bucal desde un punto de vista físico-orgánico, siempre haciendo referencia a sus relaciones con la actitud postural.

Se deriva como conclusión que efectivamente para la respiración nasal, es determinante la postura erguida del individuo, y por ende, cuando se produce una modificación de la respiración hacia un modo bucal, existirán compensaciones y alteraciones en todo el organismo; con el objetivo de lograr un equilibrio, dentro del marco alterado.

En la segunda parte se reveen algunos de los signos que integran el Síndrome del Respirador Bucal, desde una perspectiva anímico- espiritual, basada en el conocimiento Antroposófico, con el fín de abordar cada función o estructura desde su imagen arquetípica, en cuanto a la importancia intrínseca que tienen tanto en las primeras etapas de desarrollo como a lo largo de la vida.

A partir de la imagen que da la ciencia espiritual acerca de las funciones vitales consideradas a continuación en su funcionamiento normal, como son: la respiración, la postura erecta, la alimentación; y de estructuras tales como: labios, lengua, nariz, dientes y maxilares; y finalmente la descripción del Temperamento Melancólico, el lector podrá formar su propia imagen acerca de lo que sucede desde lo anímico- espiritual en la Respiración Bucal, sabiendo que en el mismo, dichas funciones y estructuras, se encuentran alteradas.

Para una mejor comprensión de la terminología abordada en la Segunda Parte recomendamos consultar el Anexo al final de este libro, capítulo 6.

Recordaremos entonces, en forma sintética algunos rasgos principales presentes en el Respirador bucal.

ALTERACIONES

Pulmonares, metabólicas y hormonales, y del sistema nervioso central.

Digestivas: alteraciones de la digestión, del peristaltismo intestinal, inapetencia, pereza masticatoria, somnoliencia.

Posturales: actitud postural alterada: posición anterior de la cabeza, rectificación de la columna cervical, rotación de ambos hombros hacia adelante, lordosis lumbar, piernas en X y pie plano. Musculatura hipotónica.

Faciales: Fascies adenoidea: cara delgada y alargada, palidez y presencia de ojeras, pómulos delgados, nariz estrecha, labios hipotónicos, superior fino e inferior evertido y ausencia de cierre labial.

Bucales: Compresión de maxilar superior con arcadas en V, paladar ojival, mandíbula en retrusión, incisivos superiores protruídos, maloclusión de clase II. Lengua baja y deglución atípica.

3.2. RESPIRACIÓN

A través de la respiración[1] el hombre se relaciona intensamente con el medio ambiente: durante un instante, parte del aire de su entorno se convierte en mundo interior o incluso es asimilado por el organismo. Este contacto con el entorno es aún más intenso, aunque a la vez más fugaz, que el enfrentamiento con los alimentos dentro del conducto gastrointestinal.

En la actualidad, la respiración es considerada exclusivamente como proveedora de oxígeno para el organismo y eliminadora de CO_2. Pero el proceso fisiológico no es más que un mero aspecto de ese acontecer. A él se asocia necesariamente una función y misión más elevada: es sabido que la respiración humana y animal representa exactamente la inversión de la vegetal, o sea una reducción. En la respiración el hombre vuelve a transformar su sustancia corporal, que en realidad es "tierra" en "aire", vale decir dióxido de carbono. En ese proceso se liberan los imponderables; a través de la respiración, la vida es convertida en luz y calor.

Si bien el acoplamiento de los elementos sensitivos con el ritmo respiratorio se conoce hace mucho tiempo, no ha sido suficientemente investigado. Es fácil observar la alteración del tipo respiratorio en presencia de agitación interna o temor, como así también "el suspiro de alivio" al ceder una tensión o tribulación. Pero aún el tipo de respiración, caracterizado por una prolongación o acortamiento de la inhalación o la exhalación, es indicativo del estado anímico del individuo.

El proceso de encarnación del ser humano se realiza a través de la respiración. Por esta vía, las envolturas suprasensibles se integran en el cuerpo. Es por eso también que efectivamente no es el alumbramiento, sino el primer aliento el que constituye el comienzo de la vida terrenal del hombre.

La vida que comienza con el primer aliento por cierto no es la vida vegetativa, que radica en el cuerpo etéreo ya que naturalmente el embrión ya tiene vida antes del nacimiento. La respiración oxidativa permite una vida superior, precisamente ligada a las envolturas suprasensibles, al yo y al cuerpo astral, que de esta manera llegan a actuar en el organismo.

El pulmón, es por ende, el órgano de encarnación a través del cual el ser anímico espiritual del hombre penetra en el cuerpo, tomando así contacto con la Tierra con respecto a los elementos.

La respiración como expresión de vivacidad anímica

Si observamos los procesos respiratorios[2], en el recién nacido ya aparece la delicada alternancia de agitación y quietud. En el lactante y el niño pequeño se percibe la amplia exhalación y relajación al dormirse, y la inhalación profunda al despertar. En la vida cotidiana del niño encontramos la contracción por dolor, la alegría desbordante, la profunda inhalación plena de esperanza, la resignación frustrante, la vivacidad ágil, la rigidez repentina, todo sustentado por la vibración respiratoria que se adapta a las emociones más íntimas. No hay nada que nos brinde una referencia más vívida sobre el momentáneo estado psíquico del otro, como cuando observamos su respiración. En la vigilia el alma vive replegada y retraída en el cuerpo, dispuesta para la sensación y el movimiento, la vivencia, el espíritu de acción, el amor y el odio. Durante el sueño deja tras de sí un "resto" que descansa pacíficamente: el cuerpo yace fláccido y pesado, la respiración ya solo tiene lugar como parte de los procesos vitales en un leve ir y venir. Ya no sustenta ninguna vida anímica conciente ni transmite manifestaciones anímicas.

Si contemplamos las posibilidades anteriormente descriptas de las modificaciones patológicas de la respiración, observaremos perturbaciones de la circulación de aire que impiden que tenga lugar la alternancia libre del alma con su entorno.

Pero además también hay otras perturbaciones que influyen en la respiración: por ejemplo, la ligera acidificación o alcalinización de la sangre, por lo general en conexión con enfermedades cardíacas, pulmonares o renales. También los trastornos del sistema nervioso y los medicamentos pueden modificar el tipo de respiración, como por ejemplo, los barbitúricos, que disminuyen la profundidad de la respiración.

Así como hemos podido hablar de un organismo térmico, en relación con la actividad del Yo, del mismo modo al equilibrio aéreo del cuerpo, regulado a través de la respiración, podemos considerarlo un organismo aéreo articulado en sí mismo. Por un lado, a través del intercambio gaseoso y diversos sistemas de regulación (sistemas buffer) de la sangre, está relacionado con el metabolismo todo. Y por el otro lado, otorga a la vida metafísica del alma la posibilidad de manifestarse en lo corporal- físico. Porque las leyes de la vida y vivacidad anímica (simpatía/ antipatía, dinámica de alegría y dolor, risa y llanto), corresponden a la dinámica del aire y a la obediencia de sus propias leyes. Lo que el Yo vivencia dentro de su alma se manifiesta directamente en forma de alteraciones térmicas y actividad del aire, por lo cual también actúa sobre el acontecer del cuerpo, ya sea como estímulo o inhibición. Y a la inversa, los citados trastornos corporales pueden perturbar y modificar masivamente nuestra vida anímica. La llamada "correlación cuerpo-alma", por lo tanto, se nos presenta como un encadenamiento totalmente concreto de las leyes que actúan tanto en el calor como en el aire.

Por un lado demuestran ser portadores de vivencias meramente anímicas y espirituales, mientras que por el otro regulan los procesos metabólicos.

En cada aliento también podemos encontrar -en pequeña escala- el equilibrio pendular entre vigilia y sueño: en el acto de abandono que representa la exhalación percibimos el adormecer, mientras que en la inhalación, que de alguna manera aísla el aire que proviene del entorno, la vigilia. De igual modo vemos la alternancia entre nacimiento y muerte, contenida en la respiración: con el primer aliento, la vida anímica -portadora de conciencia- se inserta en el cuerpo recién nacido del niño, hasta ese entonces todavía pesado, oscuro. En el mismo momento la piel toma un color rosado, los ojos se abren, resuena su voz por vez primera. En la última exhalación -infinitamente tenue y prolongada- del moribundo, vivenciamos su abandono definitivo del cuerpo que ha quedado inservible.

3.3. LA POSTURA ERGUIDA

1. Características generales de las funciones del movimiento

La capacidad de andar erguido[3] es un fenómeno parcial de la motricidad total del organismo humano. Sería unilateral, sin embargo, suponer que para caminar, lo fundamental son las piernas y los pies: es todo nuestro aparato motor el que se halla involucrado, no sólo los brazos y las piernas; también intervienen los músculos de la espalda y del pecho, así como los oculares.

Es necesario reconocer, de una vez por todas, que el ser humano, todo él, participa de cada uno de sus movimientos, ya que el movimiento de alguna parte implica que otras han de ponerse en reposo. Durante la vigilia, ese reposo de algunas partes del cuerpo nunca es función pasiva, sino activa, lo que apunta hacia un fenómeno arquetípico de todo el movimiento: al entrar en actividad una parte del aparato motor, el resto participa de tal manera que, por medio del activo estado de reposo, se facilita aquella movilidad.

La preponderancia del fatídico concepto de que todo se localiza en el sistema nervioso central ha impedido, una y otra vez, el que se reconozca la organización motriz como unidad funcional. Este concepto, resultado del método analítico de pensamiento científico del siglo XIX ha de ser trascendido en todos los campos.

La gestalt del movimiento recurre a los músculos individuales o a grupos de ellos, para manifestar el movimiento. Así como una opinión cristaliza en proposición y ésta, a su vez, se vale de la oración que toma su forma de palabras habladas, justamente así, la gestalt global del gesto se articula en elementos individuales de movimiento, que convocan a grupos de músculos para realizar lo que el gesto exige.

Deseo y rechazo, simpatía y antipatía, cólera y ansiedad, temor y valentía: todos tienen sus correspondientes formas de movimiento.

La más fundamental de todas estas formas de movimiento adquiridas es el gesto que imprime su sello en el todo de la vida humana: la capacidad de andar erguido. Al conseguir la verticalidad, el hombre se eleva a la postura que continuamente le exige vencer la gravedad terrestre. En tanto que el cuadrúpedo encuentra su estado de equilibrio con esta gravedad, el hombre ha de aprender a mantenerse incesantemente enhiesto; no sólo encontrarse en reposo en su verticalidad, sino además, movilizarse con desembarazo.

¿Cómo adquirir esa capacidad, que exige plena y constante participación personal?

2. Desarrollo general del andar humano

En general, el infante aprende a dominar el movimiento de la cabeza y del cuello en los tres primeros meses; en el segundo trimestre, las manos y brazos se emancipan del confuso pataleo general: puede dársele al niño el nombre de "pequeño asidor". Al término de este período, ha aprendido a estar sentado libremente.

En el tercer trimestre, el infante "descubre" sus piernas y empieza a practicar el estar erguido y, durante los últimos tres meses del primer año, utiliza esta habilidad para sus primeros pasos sin sostén. Aquí se logra que la cabeza apunte hacia arriba y que los pies toquen la tierra. La cabeza consigue la posición de reposo, hecho sobre el cual Rudolf Steiner llama la atención repetidas veces, como flotando livianamente sobre los hombros, y convirtiéndose así en el eje alrededor del cual se mueven las extremidades.

3. Separación entre individualidad y mundo

El infante no aprende a andar adquiriendo el control de ciertos movimientos musculares: principia a controlar esos movimientos en virtud del despertar de la conciencia, que paulatinamente lleva al cuerpo a diferenciarse de su medio ambiente, como ente separado. Esta emancipación del ambiente, como ente separado, esta emancipación del cuerpo de su entrañable identificación con la matriz ambiental que lo rodeaba, lo encauza hacia el andar erguido. Ese andar no es simple proceso motor que hace posible la locomoción, sino que el aprendizaje del andar corresponde a un proceso de conciencia que culmina en la percepción del medio ambiente como algo que se halla "afuera".

4. Motricidad heredada y motricidad adquirida

Es posible percatarse de la fundamental importancia que el andar tiene para el desarrollo anímico del hombre; si falla en su desenvolvimiento, faltará asimismo el control de la vida sentimental y emotiva, faltará el uso consciente de la memoria y no se producirá la separación entre el individuo y el mundo.

Únicamente la postura erguida produce la separación entre individuo y mundo, conduciendo así a la subsiguiente adquisición del habla y del pensamiento.

Rudolf Steiner afirma: "...Es el hombre mismo quien se da su posición vertical y de equilibrio en el espacio; es él mismo quien establece su relación con la gravedad". Esta adquisición estrictamente terrestre de la capacidad para andar queda supeditada a la relación cósmica entre Sol y Tierra. En todo niño que, hoy en día, aprende a andar, obran las palabras ¡Levántate! ¡Toma tu lecho y anda! Es el poder del Sol el que levanta el cuerpo terrenal humano, para que, erguido, camine por la Tierra.

Observando cómo el niño lleva a cabo el proceso de erguimiento, podemos penetrar en su naturaleza interna y en esa que, en lo sucesivo, se manifestará a lo largo de toda su vida; su peculiar manera de erguirse es la primera actividad de su potencialidad biográfica.

3.4. LA ALIMENTACIÓN Y EL HABLA

Cuando el ser humano se alimenta[4], en él penetran fuerzas vivificantes. Él se siente renovado y fortalecido. Lo que es vivificante en los alimentos proviene de las influencias de la luz y del calor solares.

Cuando lactante el ser humano es nutrido por su madre, ésta le da lo que será más tarde sustituido por otros alimentos. La madre le da algo de su propia sustancia corporal. Es ésta que nutre al lactante. La sustancialidad terrena de la leche es la expresión de ese amor. La leche conduce al lactante soñador y adormecido a su primer despertar. Ella desea ser quien despierta al espíritu humano infantil.

Más tarde el ser humano absorbe de la *Naturaleza* las sustancias nutritivas. Ellas contienen todo lo que en ellas actuó a través del sol, actuaciones que pueden ser comparadas al amor materno. La naturaleza no debe ser encarada como mecanismo destituido de espíritu y alma. Ella ama a sus criaturas como lo hace una madre y les da la acción del Sol, oriunda de la amplitud cósmica. Es la Gran Madre. Lo que la madre corpórea hace en su nombre ella lo hace en gran escala, saciando el hambre y la sed de los seres humanos.

Cada mañana[5], al comer, regresamos al mundo y su actividad, pues el proceso digestivo nos hace enfrentar el mundo. La actividad digestiva es, de ésta manera, una condición para la encarnación y el deseo de estar activos sobre la Tierra con nuestro cuerpo.

No son pocas las personas que al deglutir, no llevan la punta de la lengua al lugar adecuado, y la presionan contra los dientes incisivos superiores o inferiores. Éste es un hábito que se imprime en la primera infancia, y que, como se puede constatar surge de la alimentación con mamadera. Las consecuencias más frecuentes de los movimientos alterados de deglución son anomalías en la posición de los dientes y defectos en el habla, como también alteraciones en la respiración.

Todos los puntos que son estimulados en la primera alimentación del lactante tienen, posteriormente, gran significado para la articulación.

Siendo así, vemos en la primera alimentación la preescuela del habla. Ahora podemos entender por qué los antiguos establecían entre comer y hablar, hasta la experiencia terapéutica.

En la relación entre la alimentación y el habla se encuentra una llave para la comprensión de la metamorfosis de los órganos de la articulación.

3.5. NARIZ Y PULMONES

En sus consideraciones fisiognomónicas sobre la nariz, Norbert Glass expone que en la configuración del campo facial mediano se espeja todo el sistema rítmico y el sentir del alma, y que especialmente la porción inferior de la nariz informa sobre la vida pulmonar.

En el momento del nacimiento[6], la cabeza ya presenta una configuración evidente, y después de los dos años, adopta su forma definitiva, mientras que la nariz necesita mucho más tiempo hasta su conformación final. Esto tiene relación con el tiempo en que la vida sentimental del niño se va consolidando. En la más tierna infancia, la percepción y el impulso volitivo están todavía muy próximos, y sólo vagamente el sentir se va insertando gradualmente entre los polos superior e inferior. Por lo tanto, no es de admirar que la nariz adquiera su verdadera forma cuando la vida sentimental del niño se haya más vigorosamente configurada.

Hay ciertos períodos en el desarrollo, en que se puede observar un crecimiento más acentuado de la nariz. Entonces acontece con mucha naturalidad un desarrollo ulterior del sentir. Un pequeño progreso puede ser verificado a los tres años y más tarde a los siete, cuando comienza la madurez escolar. Con frecuencia la nariz se modifica entre los nueve y los diez años. Ésta es una época bastante decisiva para el sentir del alma infantil. Los niños requieren todo el amor de alguien y son extraordinariamente sensibles en sus emociones. En una crisis difícil entre los nueve y los diez años, se puede llegar a profundos disgustos y depresiones, que después correctamente dominados tal vez nunca más necesiten surgir en la vida.

La más vehemente modificación sobreviene naturalmente cuando el mundo de los sentimientos irrumpe con fuerza especial, lo que ocurre en ocasión de la maduración sexual.

La nariz, como órgano mediano del rostro, es una especie de reproducción del "organismo rítmico". La porción tendiente hacia arriba, rumbo a la prolongación de la cabeza, incorpora más las fuerzas del corazón, y la que se dirige hacia abajo, hacia la punta de la nariz, las fuerzas pulmonares. El límite superior representa la región pensante de la cabeza, y el inferior forma parte del polo metabólico-motor. A través de esta porción inferior de la nariz es que penetra algo íntegramente material: el aire, la humedad que en él está contenida, y mismo las partículas sólidas como el polvo de toda especie que se agita en la atmósfera. Bien, este último será retenido en la parte inferior del órgano y expelido por la secreción de las mucosas o hasta por el estornudo. El aire humedecido, sin embargo, se encamina hacia los pulmones. Éstos reciben, por lo tanto, una materia que, comparada al calor ascendente del corazón, es mucho más densa y terrena. Esto ya es válido para el flujo de la inspiración, pero es mucho más evidente para el aire de la espiración, que relativo al aire inspirado contiene tanto una elevada humedad como también gas carbónico en intensa proporción. El elemento carbono desempeña aquí, por lo tanto, un papel significativo. Constituye, sin embargo, el elemento terreno, que por así decirlo se segrega cuando la vida se retira. Así los pulmones tienen continuamente, como órganos, una relación con el elemento del carbono. Concentran en sus tejidos el carbono suspendido en el aire como humo o como vapor; existe ahí una verdadera fuerza de atracción.

Para nuestras consideraciones basta apenas un aspecto resultante de todo eso: el pulmón, como órgano, contiene mucha cosa relacionada con el elemento de gravedad, con lo pesado, que apunta descendentemente a la Tierra. Y en la nariz esto se expresa en el tercio inferior de la misma, en la punta del septo nasal que linda con el labio superior. En ésta región es encontrada una copia del pulmón como una figura de cierto contraste con el corazón. Naturalmente el corazón y el pulmón, a su vez, también colaboran estrechamente al pertenecer ambos al sistema rítmico del hombre; sin embargo en sí mismos, cada cual observado aisladamente , constituyen evidentes polaridades.

3.6. LA LENGUA

La lengua[4] se sitúa en la entrada del tracto alimentario y vigila para que nada de nocivo sea introducido al cuerpo. En este puesto avanzado de los órganos de la digestión, ella analiza las sustancias alimentarias. Con ésto, entra en la conciencia humana, como un quimismo vivo, una parte de los procesos que suceden en el sistema digestivo. De las diferentes sustancias alimentarias, principalmente se distinguen cuatro sabores: dulce y ácido, salado y amargo. La lengua nada, por así decirlo, en el bolo alimentario.

Una lengua inmóvil (como sucede en el respirador bucal), no consigue sentir el sabor de casi nada, porque las papilas gustativas están llenas de saliva.

Además de esto, el sabor recibe una ayuda significativa a través del sentido del olfato, a través de la percepción del aroma.

"La lengua[7] es el tentáculo del alma" (Lorenz-Poschmann). Por lo tanto, nuestra lengua no es tan solo el órgano para degustar el alimento físico, sino para lo anímico, que se expresa cuando decimos "no me gusta". Al poder dominar su lengua, la persona podrá dominar mejor su parte anímica. El hombre sin dominio tiene una "lengua suelta", y entonces se dice "frena tu lengua". Con respecto a su postura, la lengua desea ser dominada por los dientes.

Dentro del correcto masticar hallamos aproximadamente las mismas posturas de la lengua, como en el hablar de los sonidos. Esto se aprovecha, entre otros, en ocasión de alteraciones del habla, al realizar trabajos de masticación, orientados al correcto hablar (Wirth).

Se podría observar lo siguiente: los niños siempre relegados, heridos anímicamente, desanimados, que paralelamente a menudo son fanáticos por los dulces, los podemos observar con la *parte inferior del rostro mal desarrollada, con el maxilar inferior retraído.* Balters opina al respecto, que *la musculatura del masticador y la lengua estarán tanto más vigorosos, cuanto más fuerte sea el afán, y tanto más activa sea la disposición a la vivencia. Contrariamente a ello, se notará una debilidad de la lengua y una desproporción entre las hileras dentales del maxilar superior para con el inferior, al encontrarnos con un carácter titubeante.* Veremos la boca fláccida y abierta, con la lengua metida allí a modo de almohadilla, de niños que temen “la lucha a brazo partido” en la vida.

3.7. LOS LABIOS

De la formación de los labios[4] se puede concluir, fisionómicamente, cómo el deseo reside en el ser humano. Pero al desarrollarse los labios como órganos del habla, los labios no sólo expresan mero deseo. Ellos se tornan la expresión viva de *autodominio,* a partir del momento en que el ser humano comienza a hablar. Dominados por el habla, ellos se cierran y aguardan callados, por la palabra correcta.

Mediante el control de nuestra respiración y de nuestro alimento, podemos controlar la calidad de nuestras experiencias, que luego a su vez manifestamos a través de nuestra palabra hablada.

En el ámbito de la cavidad bucal, los labios expresan una *exteriorización de lo íntimo,* que a su vez , cierran la puerta para formar un espacio interior. Todo el organismo del habla es oculto. Sus órganos están direccionados hacia dentro del resto del organismo. Solamente los labios aparecen y muestran su vida roja y brotante.

Cada cara[7] es diferente, a partir de su construcción, su expresión y su mímica. Donde se encuentra alterada la integridad física, anímica y espiritual, o la relación de unidad hacia el conjunto -hombre y medio-ambiente (apertura hacia la vivencia)- se encuentra empañada, esto cobrará un efecto negativo sobre la articulación, oclusión, formación y concordancia de los maxilares, y con ello, en la ausencia de equilibrio de armonía interior y exterior, entre el "estar adentro de mi" y la apertura hacia fuera.

El equilibrio entre el antagonismo de la musculatura de la lengua y la musculatura mímica, por lo tanto depende- por una parte- de la influencia exterior y las exigencias de la vida, y por otra parte, de la propia búsqueda, los deseos e impulsos.

Al respecto, es de especial significado terapéutico, que a la inversa, la facultad de una fuerte vivencia no depende únicamente de factores externos, sino justamente también de la elasticidad y el tono de las mejillas, de los labios y de la lengua, así como de la adaptación, de la forma y del estado de los maxilares; todo ello le otorga forma y configuración a las emociones.

Si por ejemplo queremos evitar una risa, apretamos los labios. Por lo tanto, el movimiento físico puede bloquear un sentimiento, pero puede a la vez generarlo, y con ello actúa como estímulo sobre los demás, aún antes de que de ello tomemos conciencia. Por lo tanto podemos determinar concientemente situaciones, al determinarnos a nosotros mismos. Otro ejemplo, intentemos apretar fuertemente los dientes, y nos será imposible desarrollar ideas positivas acerca de la vida- y acorde a ello, será nuestro efecto hacia afuera.

La postura bucal adecuada para interceptar o capturar estímulos interiores, o exteriores, (ataques, estados anímicos, etc.), es con los labios cerrados, pero con las hileras de dientes separadas (posición flotante, quieta). Descansamos dentro de una especie de punto de gravedad, a partir del cual se tornan posibles todos los movimientos.

Ampliando, hasta podríamos decir que, si fuerzas individuales anímicas y espirituales pueden promover un cambio de forma de los maxilares, la forma a su vez cobra efecto sobre el alma, dado que la percepción de la forma y la vivencia de la forma se basan sobre movimientos (tal como lo hemos constatado) que en este caso son llevados a cabo por la lengua, al tantear las hileras de los dientes en el espacio bucal dentro del cual se encuentra.

Si ya -como lo hemos constatado anteriormente- la comprensión y la encefalización de la ejecución infantil dependen de las "experiencias" de la lengua, como "miembros del habla", podemos deducir de ello, que la lengua conforma un órgano esencial para la maduración del cerebro y la formación de pensamientos; por lo tanto, se trata de una retro-fisiología. Resumiendo, puede afirmarse: del mismo modo, como el niño con sus miembros explora el mundo exterior, la lengua explora la cavidad bucal.

Dentro de la forma de la cavidad bucal, se crea una contrapartida al movimiento anímico-espiritual, del mismo modo como, contrariamente se experimenta a sí misma en los resultados.

Podemos decir entonces, que en niños con débil presión de lengua, poca fuerza de masticación, baja tensión labial, con maxilar superior estrecho y maxilar inferior replegado, se encuentra a su vez disminuída la disposición a las emociones- en el caso contrario, lo opuesto es el caso.

3.8. DIENTES Y MAXILARES

El cambio de dentición[8] caracteriza la expulsión de algo hacia el exterior del primer cuerpo del hombre, mostrando la intensidad de la actividad del Yo en la forma de los dientes*.

El diente es, realmente, un órgano que refleja la actividad del Yo en su mundo de encarnación; y la observación comparativa de los dientes permanentes de los niños con los de sus padres ofrece los elementos para evaluar si la actividad del Yo que se expresa en el niño es fuerte, o si todavía está ligada a la hereditariedad.

En cuanto al crecimiento óseo, la actividad de la organización del yo es diferente, pues está más sometida al hombre en su aspecto de alma- espíritu (la influencia del cuerpo astral modula la actividad del Yo).

Esa actividad del cuerpo astral se origina de la vida interior del niño a lo largo del segundo y del tercer septenio, teniendo como principales mediadores los elementos dinámicos del metabolismo; en particular, los músculos dependen, fuera de las características citadas arriba, de la influencia de los cuatro temperamentos ligados a los elementos.

Podemos esclarecer estas reflexiones gracias a un estudio del Dr. W. Holtzapfel sobre el organismo humano y su relación con las dimensiones del espacio.

* Ver anexo capítulo 7.

Relaciones entre lo físico-espiritual y los tres planos del espacio

Si tenemos en cuenta el proceso de encarnación del ser humano, su vida interior y las tendencias que predominan en la cabeza o en los miembros, tales elementos conducirán a diversas orientaciones de desarrollo y de crecimiento que permitirán profundizar nuestro diagnóstico clínico.

El ser humano se desenvuelve y crece de una manera espacial-temporal, en cuatro dimensiones. La cuarta dimensión es el tiempo, que permite al ser humano individual asumir una biografía. Las otras tres dimensiones se expresan más en el cuerpo físico, que está bajo influencia del cuerpo astral y de su instrumento, el músculo, que dará su forma al esqueleto óseo por su actividad dinámica.

Podemos, por lo tanto, percibir en el joven la actividad de sus cuerpos superiores sobre su desarrollo físico y, consecuentemente, sobre su crecimiento óseo, particularmente en sus maxilares.

Consideremos el **plano sagital**: este plano es una abstracción que no tiene realidad física, pero que corresponde a una inversión entre la derecha y la izquierda, una polaridad necesaria. La derecha y la izquierda se encuentran, en el ser humano, mediante un fenómeno de cruzamiento que genera la conciencia del pensar. La actividad interior del hombre en cuanto alma-espíritu governará la actividad muscular y regirá el crecimiento de los huesos de la cabeza y los maxilares. Así, esa dirección espacial se abrirá o cerrará y podremos observar tanto una arcada dentaria en "O", acompañada de un espacio inter-incisivo, como una arcada dentaria en "V", acompañada de una endo-alveolía anterior con apiñamiento incisivo.

En el plano psíquico, las perturbaciones que observamos en la expresión del plano sagital nos darán los elementos de diagnóstico sobre la capacidad de comprensión del mundo del paciente.

Consideremos el **plano horizontal**: este plano, como el anterior, es imaginario y separa, de hecho, una corriente ascendente y una corriente descendente, ambas interligadas. Él expresa la dualidad rítmica de la vertical. Ésta expresión se manifiesta en particular en la cabeza, sobre el plano de oclusión, y después en el tronco, a través de las vértebras y costillas.

Psíquicamente, estas manifestaciones son percibidas como una separación entre arriba y abajo, como sentimientos de elevación o de profundidad, ligados a la predominancia de las fuerzas neurosensoriales o aquellas del metabolismo. Las perturbaciones en este plano están relacionadas con la manera de sentirse encarnado.

Consideremos el **plano frontal**: Este plano separa el frente de la parte de atrás, estando ligado a las tendencias de crecimiento en sentido antero-posterior, sobre todo en lo que concierne a la mandíbula. Hemos observado el aspecto voluntarioso de las personas con mandíbula prominente.

Psíquicamente, reconocemos las tendencias ligadas a la espontaneidad y a la inhibición del hombre, y este plano de la voluntad está en relación directa con el comportamiento moral. Las perturbaciones están relacionadas con los desvíos morales agravantes de coexistencia (Dr. Holtzapfel).

De esta manera, como vimos, la vida interior puede resonar con sus movimientos hasta en la forma física del hombre en crecimiento, y cómo estas consideraciones simples pueden ayudarnos a percibir mejor las tendencias observadas en un examen físico completo. Estas consideraciones sobre el crecimiento óseo y sobre la forma del esqueleto pueden ser enriquecidas por otras que consideren la embriogénesis dentaria y la cronología de las denticiones.

Diagnóstico facial y bucal

Si tomamos como referencia[7] la idea del hombre trimembrado*, veremos que estos tres sistemas (neurosensorial, rítmico y metabólico) se reflejan en el rostro. De acuerdo a ello, la parte de la frente, hasta los ojos, correspondería al sistema nervioso; ojos, naríz y mejillas hasta aproximadamente los pliegues laterales de la boca, al sistema circulatorio, y la parte de la boca y el mentón, al sistema digestivo. Es por ello que Rudolf Steiner habla del "sistema metabólico y de los miembros como la tercera parte de nuestro organismo. Es fundamento, y herramienta de nuestra voluntad. Encuentra su reflejo en el tercio inferior del rostro humano, o sea, en la región de los labios y de la mandíbula, que conforman el recuadro de la boca". Goethe declara el maxilar inferior puramente como miembro: "Considero la arcada inferior mandibular completamente separada del cráneo y perteneciente a los órganos auxiliares. También por ésto puede ser equiparada a los brazos y las piernas".

Esta trimembración la volvemos a encontrar, según el concepto antroposófico, en parámetro reducido, en la región bucal: tanto en la orientación sagital: incisivos (sistema neurosensorio), caninos (sistema rítmico),

---

* Ver anexo capítulo 7.

molares (sistema metabólico); como también en edificación vertical, según la cuál el maxilar superior y labios pertenecen al sistema sensorial (ámbito del pensar); la mandíbula inferior-labios pertenecen al sistema metabólico (ámbito de la voluntad); y el ámbito respiratorio -del habla- de la cavidad bucal con los movimientos del abrir y cerrar y de la oclusión, al sistema rítmico (ámbito de los sentimientos).

El maxilar superior[6] apunta más hacia el organismo metabólico, evidenciando, por ello el modo en que en el hígado, en los intestinos, y en todos los órganos metabólicos se prepara la voluntad.

En el maxilar inferior reside la expresión para la naturaleza de la voluntad, en la medida en que se sirve finalmente de los miembros, por lo tanto el hombre motor aquí entra en escena. La mandíbula es una expresión del querer conciente en el hombre. Nos hace reconocer mejor lo que "un hombre finalmente ejecuta". Por lo tanto, la movilidad de la misma y su consecuente postura desempeñan un papel. En cuanto al avance del mentón denota sobre ciertas condiciones, una fuerza de voluntad intensificada (a veces hasta la brutalidad), por el contrario *el retroceso muy acentuado se encuentra en general en personas de voluntad débil. Son los que por naturaleza tienen dificultades en realizar lo que les gustaría hacer.*

Como fácilmente podemos constatar en las personas que nos rodean, la región de la boca –o sea la parte inferior del rostro, refleja de modo más evidente- más aún que ojos y orejas- el estado espiritual anímico físico de la persona en cuestión. No sorprende entonces, que Morris señala la boca como "el campo de batalla del rostro" y conjuntamente con la lengua, conforma el órgano visual de comunicación por excelencia. Además, dentro de ese ámbito se graba la biografía de vida. Todos los movimientos se detienen, cobrando expresión personal.

Mímica

El modo de reacción del hombre -con su pensar, su sentir y su querer - frente a las penas y las alegrías de la vida, queda en evidencia, tal como dijéramos, en todo su ser: su postura, su respiración, su manera de caminar, su respuesta frente a lo que le sucede en la vida. Pero sobre todo en la expresión de su cara, en su semblante, se encuentra la réplica de su proceso anímico-espiritual. Los movimientos mímicos de la región bucal ofrecen una prueba especialmente evidente, que las imágenes del pensar -o sea representaciones- pueden cobrar el mismo efecto sobre la musculatura mímica, como las impresiones sensoriales reales. Las sensaciones y representaciones agradables, promueven una mímica similar como el palpar de una sustancia amarga. La mímica, y el afecto allí expresado, son a la vez resultantes de la vivencia del medio ambiente, como así de las situaciones y de la autopercepción.

Cuando el maxilar inferior se mantiene distalizado, en lugar de desarrollarse hacia adelante, se ha generado una disarmonía que, "en oportunidad de la saciedad corporal, aniquila todo el impulso psíquico, ahoga toda independencia, y se conforma con el encontrarse saciado, en lugar de hallar satisfacción en el deseo cumplido" (Balters).

La mordida retrógrada casi siempre está relacionada con una espalda redondeada así como a menudo, mímicamente con un movimiento enrollador del labio inferior (ámbito volitivo); podría afirmarse que estos niños adoptan una postura de "luna en forma de hoz", lo que podría compararse con un retraerse hacia el "sostén" del pasado. Terapéuticamente tendríamos que incentivar la confianza hacia una orientación hacia adelante.

Los dientes[6], que con base en su función deben ser agregados integralmente al sistema metabólico motor, contienen todavía bien marcadamente la fuerza para el rígido modelaje de las formas. En ellos se revela algo de aquella actuación de los pensamientos que penetran hasta la voluntad. Los dientes simétricos y "bellamente" desarrollados, frecuentemente son una señal de que alguien posee una determinada habilidad en las manos, quizás también en los pies.

Esto último torna comprensible que el vigor de la fuerza erectríz se refleja, entre otros, también en los dientes_ una vez que el erguirse tiene, sobre todo, que ver con los propios miembros. Cuanto más intensamente éstos puedan ser penetrados a partir de arriba, por las fuerzas de la personalidad humana, tanto más fácil el niño se levantará de la horizontal a la vertical. *El desvío de los incisivos centrales superiores hacia adelante* a veces coincide con un labio superior muy fino y levantado. Un pensar algo superficial, que lleva a una atención ligera y sin interés, es típica de tales alumnos. La fragilidad de la fuerza postural se expresa en ellos por una falta de seriedad en el propio pensar y en la lengua usualmente muy suelta. Es muy peligroso -por lo menos según la predisposición- cuando los dientes incisivos superiores se encuentran ampliamente hacia adelante, cuando no sólo sobrepasan los incisivos inferiores, sino también el labio inferior. En las respectivas personas el elemento impulsivo llega con mucha fuerza a aquella región donde todavía debería predominar una rígida atribución de forma. El pensar es aspirado por la vida instintiva.

En la formación de los dientes[9] se evidencia en forma directa la actuación de la Organización del Yo. La veremos en los fenómenos en los que hay equilibrio de opuestos. Eso se traduce orgánicamente por formas de simetría complejas, y, además, por tendencia a la muerte de los tejidos. En los dientes éstos aspectos se reflejan en:

a) La simetría de las arcadas que es, tanto bilateral como súpero-inferior. Cada diente es hecho de cuatro formas diferentes, construído a partir de espejamientos en dos ejes de simetría. Cuando se dice "incisivo", por ejemplo, nos referimos a cuatro dientes espejados de ese modo: la misma forma desde cuatro ángulos.

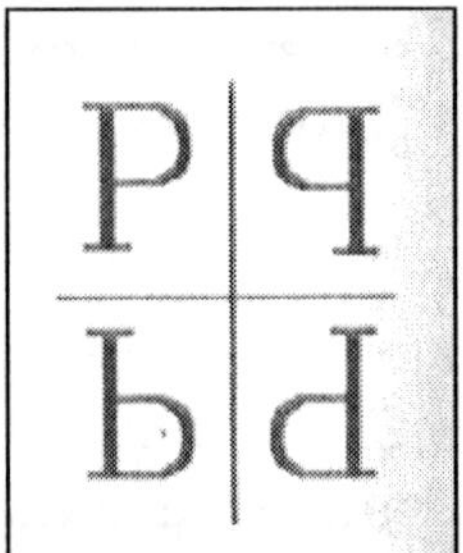

Figura 23. Espelhamento da mesma forma em dois eixos de simetria, formando as letras p, q, b e d.

Fig. 13: Gerardo Antonorsi Blanco

b) Todos los dientes se localizan radialmente alrededor de un punto central en la boca. La organización radial siempre determina *equidistancia y equilibrio en relación a un solo centro, que* es determinada por el Yo. La simetría radial es la forma más perfecta de simetría.

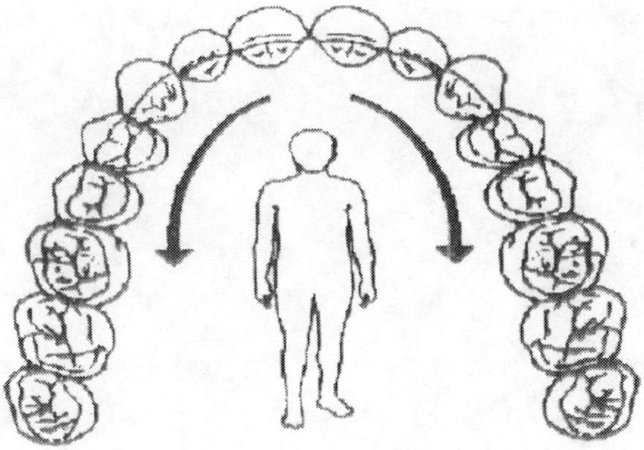

Fig. 14: Gerardo Antonorsi Blanco

c) Vemos también, la actuación del espíritu humano en el siguiente hecho: todos los tipos de dientes -incisivos, caninos y molares- se desarrollan en forma equilibrada, sin predominancia de uno u otro tipo. En el reino animal observamos *unilateralidades*.

Hemiarcos dentarios permanentes en visión vestibular

Fig. 15: Figún y Garino

3.9. TEMPERAMENTO MELANCÓLICO

El melancólico[11] es el que no puede dominar bien el cuerpo físico, éste le opone resistencia, y él no sabe usarlo como instrumento. Observando al melancólico, veremos que la mayoría de las veces *tiene la cabeza agachada,* sin energía para enderezar la nuca. *La cabeza inclinada nos dice* que fuerzas interiores que la yerguen no pueden desarrollarse en ninguna parte con libertad. No levanta los ojos, y tiene la mirada opaca. Nada del brillo negro del colérico. En la mirada peculiar se ve que el instrumento físico lo traba. El paso es medido y firme, pero no es el paso enérgico del colérico, sino que muestra una firmeza de algún modo pesada, arrastrada.

Fisonomía del melancólico

El melancólico11 ya es reconocible por sus ojos. Él mira el mundo con poco interés; sus ojos, por lo tanto no acostumbran a estar abiertos- los párpados suelen estar entreabiertos ("ojos almendrados"). Es especialmente digna la falta de brillo. Eso resulta del hecho de que la persona melancólica tiene más dificultad en permear su cuerpo con el alma y con su yo individual, no poseyendo, por lo tanto, la leve movilidad de su ser espiritual.

Presenta una nariz estrecha y alargada, cuyas asas no se pronuncian mucho. La punta de la nariz, apunta para abajo, en dirección al suelo. Esta forma nasal generalmente se combina con rostros planos, y a veces hasta retraídos. Todo denota un carácter introvertido y destituido de humor.

La mitad inferior del rostro del melancólico es alargada, dando la impresión de que todo es atraído hacia abajo.

El labio superior delgado es frecuentemente retraído, como de alguien que reflexiona intensamente; en compensación, *el labio inferior se repliega un poco hacia abajo* (como durante el sueño). Puede principalmente constatarse que en el melancólico el área bucal- incluyendo la mandíbula- parece tornarse, con el correr del tiempo, cada vez más grave y pesada. Aún más, es necesario aclarar que en estos casos *el mentón no sólo no se desarrolla en forma especialmente acentuada, sino que muchas veces también se retrae.*

Finalmente será también importante abordar los miembros, el andar y toda la postura corporal. Los miembros superiores suelen ser especialmente largos, pero en general tienen una conformación delicada, sobre todo las manos con sus correspondientes dedos. Las piernas y los pies, sin embargo, son groseros, no siendo rara *la tendencia a piernas en X, así como los pies planos.* A toda la postura de la persona falta una cierta sustentación. *El melancólico se distingue especialmente por su cabeza inclinada hacia adelante,* y también algunas veces hacia un lado. Al sentarse, pero principalmente al caminar, *los hombros son llevados hacia adelante, lo que favorece la postura curvada, redondeada;* y sus pies se elevan con gran esfuerzo del suelo. De esa forma el andar se torna muchas veces pesado, o mejor, arrastrado.

Ahora, esto suscita la siguiente pregunta: ¿de qué sufre tanto, al final, la persona melancólica, en relación a otros temperamentos? En realidad ella sufre principalmente bajo el peso de las sustancias sólidas de las cuáles es construido su cuerpo. ¿Por qué? Porque ni con su alma ni con su individualidad puede permear o dominar suficientemente su cuerpo. Es como si éste le fuese demasiado denso.

Ella siente eso en cada movimiento, como también en los más sutiles movimientos de la respiración o de la circulación sanguínea- y percibir todo eso causa dolor. Naturalmente este dolor no necesita ser tan fuertemente sentido como al golpearse los dedos contra una pared, pero surge continuamente un sutil dolor anímico, aunque la base corpórea permanece inconsciente. Sin saber, la persona sufre sobre la gravedad terrestre de su cuerpo, que ella siente en gran proporción.

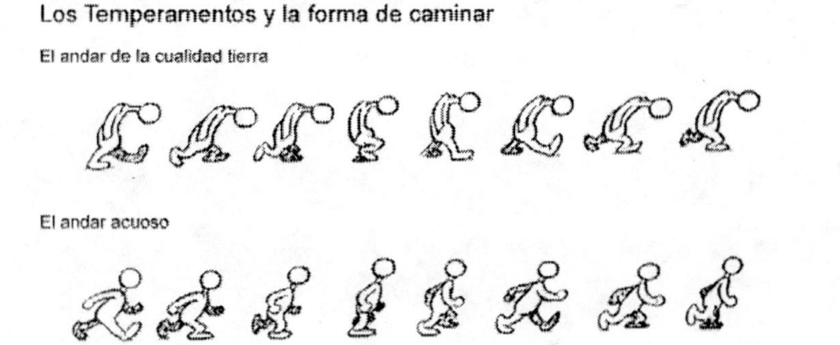

Fig. 16: Gerardo Antonorsi Blanco:
Los temperamentos y la manera de caminar

A partir de la infancia vive en cada persona el ansia de superar ese peso, lo que produce el impulso para andar erecto. El deseo de escalar montañas, o el antiguo deseo de poder volar, tiene su más profunda razón en las ansias humanas de vencer la gravedad del mundo corpóreo. El melancólico, sin embargo, se siente justamente bien insertado en lo opuesto- en la gravedad. Esa sensación es tan intensa por el hecho de que, por ejemplo, sus huesos- aunque de manera bien sutil- tienen una constitución muy densa. Naturalmente eso también es válido en cuanto a sus demás órganos. Cuando esa sensación se intensifica, conduce a malestares y depresiones.

3.10 EL SUEÑO Y EL NEURASTÉNICO

Para que exista la vida psíquica[12], es necesario que las fuerzas vitales del anabolismo sean disminuidas. El precio que pagamos por la capacidad de vida conciente y actividad espiritual es una pérdida diaria de vida orgánica, o sea, la disposición natural para un genuino proceso de enfermedad que se nos torna conciente en forma de "cansancio".

En el sueño se crea el equilibrio entre anabolismo y catabolismo, que ayudará a la recuperación y / o manutención de la salud. Mientras se duerme[13], sólo la parte del cuerpo astral ligada al sistema neurosensorial se despega de los cuerpos inferiores. La otra parte permanece unida al polo digestivo y realiza por el contrario una relación más íntima con los elementos inferiores. De esta manera, los procesos de regeneración son más activos.

Cuando estamos despiertos nuestra vida psíquica conciente es acompañada de procesos catabolizantes profundos en el sistema neurosensorial, los cuales no pueden ser compensados durante la vigilia. El sueño es la indispensable fase anabolizante (de regeneración), en la cual la citada organización es regenerada a partir de fuerzas que derivan de los otros sistemas del organismo, y durante el cual nuestro instrumento corpóreo recupera su funcionalidad como un todo.

El ritmo constituído de sueño y vigilia puede ser visto, en conjunto, como una respiración a nivel superior.

Podemos ahora aproximarnos[14] al insomnio de tipo constitucional, tal como lo podemos encontrar en los enfermos del tipo *histérico* o *neurasténico*. En este último, el vínculo del yo y el cuerpo astral con el sistema neurosensorial, es demasiado intenso; no tiene pues nada de sorprendente que la separación de estos cuerpos tenga dificultad en efectuarse. Pero estos enfermos presentan todavía otros síntomas: están mal despiertos por la mañana. Si les observamos atentamente, veremos que esta vigilia incompleta no consiste tanto en una falta de conciencia- su pensamiento está, en general, incluso suficientemente activo, aunque disperso; pero son incapaces de emprender cosa alguna. Para comprenderlos bien, utilizaremos una imagen: la del arquero cuya mano derecha, (el lado activo) tensa la cuerda que representa las fuerzas de la voluntad. La mano izquierda, por el contrario, la que dirige la flecha, podría compararse a las fuerzas del pensamiento, surgidas del polo neurosensorial, que orientan la voluntad hacia un objetivo. Estas dos fuerzas son la expresión del yo en diferentes niveles del organismo. Lo que nunca se despierta en el neurasténico es la mano derecha, las fuerzas de la voluntad. *Su cabeza está despierta, pero su yo no llega a tomar posesión del polo metabólico, asiento de la voluntad. Un enfermo así tendrá por tanto muchas ideas fugaces, pues el pensamiento mismo necesita, para concentrarse, de la ayuda de la voluntad. Cuando tiene que emprender cualquier cosa, es incapaz de ello.*

Si el cuerpo astral se contrae fuertemente en lo físico, el ser humano se precipita más y más en una total dependencia de su corporalidad; lo que le hace perder su libertad espiritual. *Es característico de este estado, que el paciente perciba la gravedad terrestre ("como un peso sobre la cabeza " o "las piernas se hunden en la Tierra"). Las distintas fobias se pueden desarrollar en base a esta excesiva atadura corporal.*

3.11. BIBLIOGRAFÍA

- **1. La Imagen del Hombre como Base del Arte de Curar**, Tomo IV. Friedrich Huseman, Otto Wolf. Epidauro Editora, Argentina, 1986.

- **2. Pediatría para la familia**. Wolfang Goebel-Michaela Glöckler. Epidauro, 1988. Buenos Aires.

- **3. El Primer Septenio**. La educación preescolar según Rudolf Steiner. Ed. Antroposófica, Buenos Aires, Argentina, 2005.

- **4. O sentido da Palabra. Fundamentos da Quirofonética**. Alfred Baur. Ed. Antroposófica, Brasil. 1992.

- **5. ¿Por qué comemos? Arte médica ampliada**. Revista da SBMA. Ano XX, Inverno 2000.

- **6. A face revela o homem**. Norbert Glass. Ed. Antroposófica, 1974, Brasil.

- **7. Nuestra Organización Bucal**. Ingvo Broich. Traducción al castellano por Ana María Rauh. Buenos Aires.

- **8. Crecimiento ósseo e dentiçao**. Pascal Serventi. Arte Médica ampliada, Revista da SBMA. Inverno 2000.

- **9. Temas de Odontología ampliados por la Antroposofía**. Gerardo Antonorsi Blanco. Weleda. Brasil. 1992.

- **10. El Misterio de los Temperamentos**, Rudolf Steiner. Editorial Antroposófica, Buenos Aires, 2004.

- **11. Os Temperamentos - A Face revela o Homem - II**. Norbert Glass. Editora Antroposófica, Brasil. 1998.

- **12. As mil e uma faces do dente**. Celia Regina Lulo Galitesi. Editora Antroposófica, Sao Paulo, Brasil.

- **13. Medicina Antroposófica. Una ampliación del arte de curar**. Tomo I

- **14. La Imagen del Hombre como Base del Arte de Curar**, Tomo II. Friedrich Huseman, Otto Wolf. Epidauro Editora, Argentina. 1986.

4. SÍNTESIS

¿Qué nos llama la atención a primera vista en el Respirador Bucal?

En primera instancia, la boca abierta. Su mandíbula descendida, su rostro pálido, sus ojos sin brillo, su cara delgada y alargada; pero si ampliamos la mirada a su actitud corporal observaremos su columna encorvada, su cabeza adelantada y agachada; sus hombros hacia delante y su paso lento y pesado.

Nos hace recordar mucho al Temperamento Melancólico antes descripto, con el agregado de la boca abierta, no necesariamente presente en este Temperamento. Pero sí en la forma de relacionarse con el mundo y sus envolturas suprasensibles.

Pasemos entonces a sintetizar nuestro diagnóstico anímico-espiritual del Respirador Bucal; desde una actitud respetuosa de la individualidad, no dogmática; pero que apunta a facilitar el abordaje integral del paciente, visualizándolo como un "todo", y relacionándolo además con un comportamiento arquetípico-constitucional como es el caso del Temperamento Melancólico.

Comenzaremos entonces nuestra descripción del Síndrome observando que en primer lugar, el Respirador Bucal (a partir de ahora R.B) tiene una relación dificultosa con su Respiración. Con ello se verá afectado su proceso de encarnación_ la integración de las envolturas suprasensibles a su cuerpo, pero también su intercambio con el medio ambiente. En el respirador bucal predominan los procesos de inhalación, no exhala correctamente. Esto refleja aspectos de su actividad anímica y de la actuación de su cuerpo astral. El aire es retenido en los alvéolos pulmonares porque el cuerpo astral se liga demasiado intensamente al pulmón. El mismo da la impresión de *tener miedo* de espirar, y esta angustia es una manifestación típica del cuerpo astral.

La respiración está íntimamente relacionada con el metabolismo y el sistema neurosensorio:

Su metabolismo se halla debilitado, por lo que las fuerzas etéricas no actuarán en él suficientemente. Su digestión es incompleta. Veíamos: presencia de pereza masticatoria, pereza peristáltica, poca secreción de jugos gástricos. Su organismo no termina de triunfar sobre las fuerzas etéricas propias de los alimentos, no los humaniza, y a la vez no se fortifica.

La respiración bucal tendrá también efectos en el sistema neurosensorio. Debido a una insuficiente oxigenación, observaremos morosidad en el pensar y una conciencia adormecida

Todos los ritmos en el R.B. están alterados: el ritmo respiratorio, el de los órganos de la digestión, el ritmo circulatorio, el de sueño-vigilia, etc.

El sueño en el R.B. se ve afectado, su respiración le impide lograr un sueño profundo, y se despierta cansado y muchas veces contracturado. En este caso las fuerzas etéricas no regeneran en el descanso el desgaste realizado por las fuerzas catabólicas durante la vigilia, lo que hará que al día siguiente, el niño se encuentre, efectivamente, cansado, desganado, y con poca vitalidad.

Para respirar normalmente se requiere de la postura erecta del individuo; cuando la respiración se altera y pasa a un modo bucal, simultáneamente esto se verá reflejado en la actitud postural.

El respirador Bucal sufre la gravedad terrestre de su cuerpo. Tal como el melancólico, no puede dominar bien el cuerpo físico, no sabe usarlo como instrumento. Siempre se encuentra con la cabeza baja y espalda encorvada como si estuviera atraído por el suelo. La cabeza agachada, nos dice que fuerzas interiores que la yerguen no pueden desarrollarse con libertad, por eso tiende a replegarse sobre sí mismo.

En él, el pulmón, "órgano tierra", tiene tendencia a tomar una cierta preponderancia sobre los órganos, el organismo entero tiende a ser dominado por el principio "tierra". El cuerpo se encuentra más denso, más físico de lo que debería ser, y el complejo Yo-cuerpo astral experimenta una cierta dificultad en encarnarse.

Pasemos ahora a la descripción facial del R.B:

Su rostro delgado y alargado, de una palidez marcada, con presencia de ojeras, y una actitud que denota cansancio y ausencia de energía vital, son características que se asemejan también a las explicadas en el Temperamento Melancólico. Esto es un reflejo de la dificultad de esta individualidad en permear o dominar suficientemente su cuerpo. La cara alargada, además, demuestra la influencia de las fuerzas de gravedad que la atraen hacia abajo.

Con respecto a la trimembración del rostro:

Su frente amplia indica que el mismo se ha abierto sobre todo a las fuerzas superiores plasmadoras del sistema nervioso.

La naríz como refiere Norbert Glass, "informa sobre la vida pulmonar" y el pulmón es el órgano de la encarnación. En el R.B. es angosta, delgada y poco desarrollada; indica un carácter introvertido y replegado en sí mismo.

El tercio inferior del rostro nos revela el ámbito metabólico-motor del individuo.

En el R.B., reconocemos el avance acentuado del maxilar superior y una gran retrusión mandibular. Lo primero está relacionado con una predominancia de las fuerzas neurosensoriales. La mandíbula poco desarrollada infiere una voluntad débil, de una persona que tiene dificultades en llegar con su pensar hasta el ámbito de sus miembros, en ejecutar lo que desearía realizar. Suelen ser niños sedentarios, con poco interés hacia las actividades físicas - se cansan fácilmente-, que pasan largas horas sentados frente a la computadora o leyendo (predominio de actividad intelectual).

Y por último: ¿qué nos revela el ámbito de la boca, que es una especie de radiografía, una síntesis del ser humano?

La boca es el portal de entrada de nuestro cuerpo, y los dientes, los guardianes de ese umbral, nuestra "muralla de protección". Cuando ella se mantiene cerrada, el maxilar está en contacto con la mandíbula, "cielo y tierra se encuentran". Se cierra una puerta para formar un espacio interior.

Pero cuando la boca permanece constantemente abierta, se pierde el límite entre la individualidad y su entorno. El mismo se halla permeado por el mundo externo, sin poder controlar la calidad de sus experiencias. Dará la impresión de no estar firmemente anclado con su personalidad en su cuerpo.

Observemos los labios, ellos son expresión de "autodominio", y expresan lo más íntimo del hombre... En el respirador bucal existe ausencia de cierre labial, éstos se hallan hipotónicos, rojizos y edematosos, representan un "cuadro" de la vida instintiva que no ha sido aún dominada por las fuerzas del pensar. Serían la expresión de una debilidad en la formación estructural, en la capacidad de moldear y mantener la propia forma. Es como si el calor diluyente de todo el ser impulsivo arremetiera hacia arriba de modo violento y descontrolado y tornara los labios protuberantes.

Los dientes incisivos superiores, inclinados hacia adelante, fuera de su eje, denotan una debilidad en la fuerza erectríz del individuo. Podría hacernos pensar también en que las fuerzas del Sílice no se han expresado de forma adecuada. Cuando los incisivos se protruyen de forma demasiado marcada veríamos cómo "el pensar es aspirado por la vida instintiva".

Coincide también con un labio superior fino y replegado lo cual hablaría de un pensar algo superficial.

La lengua, en el R.B. inmóvil y descendida, nos revela además una voluntad débil, un carácter titubeante, con ausencia de entusiasmo; de una persona que no domina sus impulsos y presenta una débil disposición a las emociones.

Hemos visto también que en estos casos se verá dificultada la percepción de sabores, como también la ejecución correcta del habla.

La saliva en el respirador bucal se presenta ácida y espesa, lo que lleva a la existencia de caries. Esto se debe a una acción intensa de la actividad catabólica del cuerpo astral.

Las arcadas del R.B. son comprimidas, en forma de "V", no presentan una simetría radial, característica de la actuación de la Organización del Yo. También la línea media dentaria suele presentarse desviada.

Si observamos el plano oclusal en el R.B., vemos los incisivos algo extruídos, y los molares, intruídos. Esto podría manifestar una debilidad en el actuar de las fuerzas metabólicas (molares) y un rol excesivo del polo neurosensorio (incisivos). Los caninos superiores suelen pronunciarse marcadamente hacia abajo (representan el sistema rítmico); por lo que aparece aquí, algo de lo instintivo, de agresividad contenida, y también denota la ausencia de equilibrio en las fuerzas del medio.

Concluyendo podríamos visualizar en el respirador bucal, una marcada dificultad de las fuerzas del pensar de llegar hasta el ámbito de la voluntad; de su alma y su individualidad en permear su organismo físico, y de una importante desvitalización correspondiente también con una actuación exacerbada de las fuerzas astrales predominantemente catabólicas.

Es preciso sugerir una terapéutica que aborde los distintos ámbitos de nuestro paciente, en nuestro caso el tratamiento odontológico, ortopédico u ortodóntico, en interdisciplinariedad con el médico pediatra, fonoaudiología, osteopatía, psicología, y otras áreas como la terapia artística, euritmia, quirofonética, etc.,y así de esta manera abordar al paciente en toda su "integralidad".

5. CONCLUSIÓN

El aporte dado por la Antroposofía amplía nuestros horizontes con respecto al Diagnóstico y la Terapéutica en nuestros pacientes.

Destaco entonces la importancia de un diagnóstico profundo e integral del mismo, que incluya sus aspectos físico-anímico y espiritual; y que nos permita proyectar una terapéutica abarcadora de todos estos ámbitos, que ayude al paciente a lograr una mejor "postura" ante la vida, favoreciéndole de algún modo su autorrealización.

Trabajando entonces de forma conciente e interdisciplinaria, la armonía de dientes y arcadas será entonces reflejo de que ámbitos más profundos del paciente han regresado de un desarrollo unilateral, a un equilibrio necesario para una vida bio-psíquica saludable.

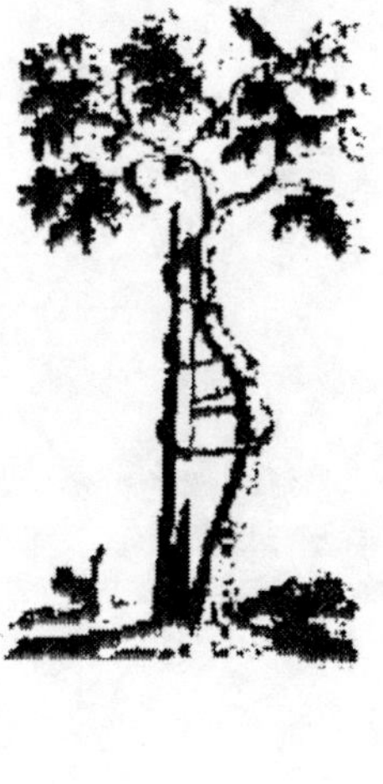

Un dibujo del libro de Andry, el creador de la Ortopedia en 1744. Utiliza como símbolo un arbolito con el tronco torcido y que ha sido amarrado a una estaca recta que le sirve como guía para poder enderezarse.

(Tomado de la revista BZM, Nº 4, 1987, pág. 125)

6. ANEXO

La Medicina Antroposófica (15), desarrollada en el inicio del siglo XX en Europa, corresponde a una propuesta de ampliación de la visión médica, que trae a la práctica contemporánea la posibilidad de una actuación viva, creativa e individualizada, y por lo tanto coherente con una imagen más integrada del ser humano, donde no solo su dimensión físico-química, biológica y psíquica son comprendidas y abordadas, sino también su dimensión espiritual. Teniendo como base una concepción humanista, la Medicina Antroposófica concibe al ser humano como portador de cuerpo, alma (psique) e individualidad, siendo éstas instancias dinámicas, que definen el proceso de salud y enfermedad de un individuo dentro de un contexto social e histórico, y propone una terapéutica abarcante y coherente con esta visión del ser humano.

Los fundamentos de la Medicina Antroposófica nacieron a partir del trabajo conjunto de una médica holandesa, la Dra. Ita Wegman, y del filósofo Rudolf Steiner (1861-1925), en el inicio del siglo XX. La Medicina de orientación antroposófica corresponde a una de las numerosas áreas de aplicación práctica de la Antroposofía, fundada por Steiner. Éstas áreas bajo su impulso son la Pedagogía Waldorf, la Pedagogía Curativa, la Agricultura Biodinámica, la Terapia

Artística, la Arquitectura antroposófica, la Economía, entre otras áreas artísticas.

La Antroposofía es una ciencia que abarca el aspecto espiritual del ser humano, como un microcosmos, en contínua respiración con e macrocosmos. Los estudios científicos de Goethe, basados en una metodología científica fenomenológica, influenciaron profundamente a Steiner.

Partiendo de la idea de organización tríplice del ser humano, constituído de cuerpo, alma e individualidad, podemos además mirar hacia el cuerpo, hacia la psique y la individualidad, separadamente, y encontrar esta misma organización ternaria.

El cuerpo presenta un polo, centrado en la cabeza, caracterizado por la actividad nerviosa y sensorial (neurosensorial), de bajísima vitalidad (visible en la capacidad de regeneración), de función potencializada en el frío, cuyos huesos se disponen en la periferia (cráneo) en oposición al polo centrado en el abdomen y en los miembros, que se caracteriza por la intensa actividad metabólica (polo metabólico-motor), regenerativa, potencializado por el calor y cuyos huesos se localizan centralmente (huesos largos). Estos dos sistemas, como agua y aceite, se manifiestan de tal manera opuesta, que la salud humana depende de una conciliación para que vivamos en equilibrio. ¿Cómo resolver esta situación? Éste es el dilema del cuerpo humano, saber ceder. Pues bien, la solución magnífica que poseemos dentro del cuerpo está centrada en la caja torácica. El eterno diálogo es la contracción y la expansión, el ritmo que invade todo organismo y que encuentra su mayor ejemplo en el corazón y en el pulmón. Este sistema de equilibrio es llamado sistema rítmico.

De la misma forma el alma humana puede ser dividida en tres ámbitos: del pensamiento, del sentimiento y de la voluntad. En cuanto dentro de la "medicina moderna" el puente entre la psique (el alma) y el soma (cuerpo) se produce apenas en la cabeza (sistema nervioso), para la Medicina Antroposófica este puente psicosomático se realiza en el cuerpo entero de la siguiente forma: El mundo del pensar se concentra en la cabeza, basta mirar donde se posan nuestras manos cuando estamos pensativos. El mundo del sentir se relaciona con la región del cuerpo que se torna bien conciente cuando estamos apasionados- en el tórax, y el mundo de la voluntad se manifiesta en el abdomen y en nuestros miembros. Como se ve los sistemas neurosensorial, rítmico y metabólico-sexual-locomotor, se relacionan, respectivamente, con el pensamiento, el sentimiento y la voluntad.

Basados en esta psicosomática antroposófica, la comprensión de las enfermedades se torna bien clara una vez que consideramos la enfermedad orgánica como la manifestación de la hiperactividad y o la hipoactividad de uno o dos sistemas polares. El predominio del sistema metabólico genera enfermedades inflamatorias agudas, típicas de la primera mitad de la vida, en cuanto que el predominio del sistema neurosensorial conduce al desarrollo - típico de la segunda mitad de la vida-, de las enfermedades crónico-degenerativas. El sistema rítmico es la base de la salud.

La idea de cuerpo envuelve dos naturalezas, una naturaleza perceptible por los sentidos y una naturaleza imperceptible directamente, suprasensorial, sin embargo observable por los efectos que imprime sobre la primera.

Esta naturaleza supra-sensible es concebida como organizada por cuatro configuraciones de fuerzas, como cuatro campos de fuerzas, todos invisibles, que coordinan la función y la forma de os órganos, sistemas, tejidos y células. El propio material genético entra en este contexto de organización, por lo tanto no es considerado el centro determinante de la fisiología y de la morfología, pero el ADN sería coordinado por estas fuerzas.

El primer campo de fuerzas físicas, aunque invisible, claramente determina la estructura de nuestros huesos, hecho constatado por la osteoporosis aguda que un astronauta adquiere si sale del contacto con la fuerza de gravedad. Este conjunto de fuerzas se muestra evidente entre los minerales.

El segundo campo de fuerzas vitales o fuerzas vegetativas presentan propiedades antigravitacionales, inducen a la regeneración y al crecimiento celular de adentro hacia afuera y se manifiestan en el tiempo, en cuanto las fuerzas físicas se delinean en el espacio. Las fuerzas vitales se expresan exuberantemente entre los vegetales, a través del elemento agua.

Las fuerzas anímicas o astrales, típicas de los animales, se caracterizan por el desarrollo de la percepción, de la conciencia y de los movimientos de locomoción. Para que esta organización se manifieste, obviamente es necesario un sistema nervioso y un sistema muscular, característico de los animales; estas fuerzas coordinan un sistema gaseoso.

Solo el ser humano presenta de manera bien individualizada el cuarto campo de fuerzas, la organización del Yo, que como ya previamente apuntamos, modula el sistema inmunológico y permea los demás sistemas a través del calor.

La terapéutica ofrecida por la Medicina Antroposófica,

coherente con una visión tríplice del ser humano, debe abarcar la individualidad, la psique y el cuerpo y para eso se hace necesario un trabajo conjunto de un equipo multidisciplinario orientado por la antroposofía.

A nivel de la individualidad el médico, odontólogo o psicólogo buscan despertar la conciencia del sentido de la enfermedad en la biografía del paciente, a fín de fortalecer la autoconciencia y la reestructuración biográfica. En el ámbito psíquico se desenvuelve, principalmente, un trabajo con la psicología antroposófica, la pedagogía curativa y la terapia artística. El arte, desde la escultura en piedra hasta el canto, abordan directamente, aunque en diferentes niveles, el alma humana. El cuerpo humano, en sentido cuádruplo, es cuidado a través de medicamentos, más allá de una serie de actividades terapéuticas como nutrición antroposófica, masaje rítmico, euritmia curativa, quirofonética, farmacia antroposófica y cantoterapia. Todos, conjuntamente y en sintonía, buscan encontrar el verdadero arte de curar.

(15) Ricardo Ghelman

V Congresso Brasilero de Medicina Antroposófica,
año 2001, San Pablo, Brasil

Este libro se terminó de imprimir
en los talleres de CLM
Moreno 158 2º C – Ramos Mejía
Buenos Aires – Argentina